慧眼识健康
——人体信息的观察及医学应用

刘建兵　陈其能　刘昶颐◎著

世界图书出版公司
广州·上海·西安·北京

图书在版编目 (CIP) 数据

慧眼识健康：人体信息的观察及医学应用 / 刘建兵，陈其能，刘昶颐著. —广州：世界图书出版广东有限公司，2025.1重印
 ISBN 978-7-5192-1758-7

Ⅰ.①慧… Ⅱ.①刘… ②陈… ③刘… Ⅲ.①望诊(中医) Ⅳ.① R241.2

中国版本图书馆 CIP 数据核字 (2016) 第 203090 号

慧眼识健康——人体信息的观察及医学应用

策划编辑：	李　平
责任编辑：	曾跃香
责任技编：	刘上锦
封面设计：	周文娜
出版发行：	世界图书出版广东有限公司
地　　址：	广州市新港西路大江冲 25 号
电　　话：	020-84460408
印　　刷：	悦读天下（山东）印务有限公司
规　　格：	787mm×1092mm　1/16
印　　张：	9
字　　数：	180 千
版　　次：	2016 年 8 月第 1 版
印　　次：	2025 年 1 月第 2 次印刷
ISBN	978-7-5192-1758-7
定　　价：	58.00 元

版权所有，翻印必究

序

在社会生活中，当你看到有一个人眼睛明亮有神，精神抖擞，举止端庄，办事沉着干练，处变不惊，"不以物喜，不以己悲"，令人望之巍巍然而来，仰之怡怡然而去，自然会赞赏不已。如此健康的体魄，谁不想拥有！然而，环境的污染，工作的压力，生活的纷繁，现实的残酷，使得越来越多的人焦虑、焦躁、惆怅，越来越多的人倦怠、乏力、多病，身心长期处于亚健康状态或病魔缠身，给个人、家庭、社会造成了一定的影响，甚至重大损失。如果能早发现，早诊断，早治疗或早调理，那将是个人之幸，家庭之乐，社会之福。于是，在一种责任感的驱使下，笔者把多年来的探索和近20万病例的经验总结到《慧眼识健康——人体信息的观察及医学应用》中，无私地奉献给读者，以供分享。

本书分为望诊辨健康、看手识健康、观面察健康三大部分。在观察人体健康上，不同于传统习俗。从察言观色，破译人体信息密码与健康出发，按照生物—心理—社会医学模式要求，就相貌看人，就精神论人，从静态中把握人的本质，从动态中观察人的心理；讲究均衡与对称，相称与相合，中和与适度，和谐与协调，主次和取舍等，透过有机整体与外界进行物质和能量交换（如呼吸、吸收、排泄、情感反应、病理反应等）过程中，不断发出的信息进行观察，特别是手部和面部纹、色、形、态的征象变化以及神骨、容貌、刚柔、情态等方面的不同或变化，来判断健康状况，包括身体健康、心理健康、道德健康及良好的社会适应能力。

本书力求图文并茂，通俗易懂，例举真实，佐证有力。所介绍的方法具有良好的敏感性和准确性，简单易行，无创伤，无痛苦，一眼便能洞悉自己或他人的健康状况。难怪古人有"望而知之谓之神，闻而知之谓之圣，问而知之谓之工，切而知之谓之巧"的说法，给予望诊高度的评价。它不仅能用于预测疾病、诊断疾病、了解预后，还能用于法医诊断、人才鉴别、情报获取及管理决策等。它是每一个关爱健康的人的良师益友，对于相关信息研究与开发和领导者识人、用人、辨人、重人也具有十分重要的实用性和启迪性。

在本书审稿之际得到了中国工程院院士夏家辉教授以及管茶香、张国刚、邬玲仟教授和著名科普作家、研究员刘笑春，名老中医陈光辉，高级实验师易咏莲的点拨和指导，在此一并致谢！

由于时间仓促，加之笔者才疏学浅，有很多知识和观点可能有不当之处，恳请读者批评指正，不胜感激！

刘建兵 陈其能 刘昶颐
2015 年夏

目　　录

第一篇　望诊辨健康 ·· 03
一、望诊辨健康依据 ·· 04
（一）有机整体的理念 ·· 04
（二）以表知里的原理 ·· 04
（三）生物全息论的支持 ·· 04
（四）遗传基因的揭示 ·· 05
二、望诊辨健康方法 ·· 06
（一）深观气色 ·· 06
（二）通观全盘 ·· 07
三、望诊辨健康要点 ·· 08
（一）知常达变，以常衡变 ·· 08
（二）整体为主，色泽为要 ·· 08
（三）见微知著，排除干扰 ·· 08

第二篇　看手识健康 ·· 13
一、看掌线识健康 ·· 13
（一）感情线 ·· 15
（二）智慧线 ·· 19
（三）生命线 ·· 26
（四）健康线 ·· 31
（五）事业线 ·· 34
（六）成功线 ·· 36
（七）放纵线 ·· 39
（八）过敏线 ·· 40

(九）孤僻线 …………………………………………………… 41

(十）性线 ……………………………………………………… 43

(十一）肝病线 ………………………………………………… 44

(十二）悉尼线 ………………………………………………… 46

二、看掌纹识健康 …………………………………………………… 48

(一）"十"字状纹 …………………………………………… 49

(二）"井"字状纹 …………………………………………… 50

(三）"米"字状纹 …………………………………………… 51

(四）五角星形样纹 …………………………………………… 53

(五）三角形样纹 ……………………………………………… 53

(六）方格形样纹 ……………………………………………… 54

(七）岛形样纹 ………………………………………………… 55

(八）环形样纹 ………………………………………………… 56

(九）干扰纹 …………………………………………………… 57

三、看九宫识健康 …………………………………………………… 58

(一）乾宫 ……………………………………………………… 58

(二）坎宫 ……………………………………………………… 60

(三）艮宫 ……………………………………………………… 62

(四）震宫 ……………………………………………………… 63

(五）巽宫 ……………………………………………………… 65

(六）离宫 ……………………………………………………… 66

(七）坤宫 ……………………………………………………… 68

(八）兑宫 ……………………………………………………… 68

(九）中宫 ……………………………………………………… 70

四、看手指识健康 …………………………………………………… 70

(一）指形指色 ………………………………………………… 70

(二）五指略述 ………………………………………………… 72

五、案例 ……………………………………………………………… 75

第三篇　观面察健康 ………………………………………… 79
　一、观面色面容察健康 …………………………………… 79
　　（一）面部色斑 ………………………………………… 80
　　（二）五色对应五脏 …………………………………… 86
　　（三）面容 ……………………………………………… 94
　二、观头首五官察健康 …………………………………… 95
　　（一）头首 ……………………………………………… 95
　　（二）眼睛 ……………………………………………… 102
　　（三）耳朵 ……………………………………………… 105
　　（四）鼻子 ……………………………………………… 109
　　（五）人中 ……………………………………………… 113
　　（六）嘴唇 ……………………………………………… 117
　　（七）舌头 ……………………………………………… 121
　　（八）牙齿 ……………………………………………… 130

参考文献 ………………………………………………………… 215

第一篇　望诊辨健康

- 望诊辨健康依据
- 望诊辨健康方法
- 望诊辨健康要点

第一篇　望诊辨健康

第一篇

望诊辨健康

《黄帝内经》直接关注人与人、人与心灵、人与社会、人与自然的和谐，集中阐述了人类社会天、地、人和谐的正心诚意、中正平和、宽厚仁慈的思想。自古以来，它是人类关爱身体健康、心理健康、道德健康和具有良好的社会适应能力的东方智慧，是人类战胜病魔与瘟疫的灵兰秘典。这部人类的思想圣典，直接影响了东方人类社会儒、释、道、医等传统文明的形成和发展。

数千年来，望诊文化秉承《黄帝内经》核心理论传承发展，生生不息，逐步形成了其自身的理论和方法体系。望诊文化始终把人置身于天地之间，体现了天人合一的整体观念，正是这种与天地协调一致、和谐共存的理念才使之久盛不衰，源远流长。

随着现代科学技术的进步，望诊文化在不断地自我完善，自我发展，不断地赋予自身新的内涵。根据手部、面貌及姿容神骨的不同或变化，它不仅可用于人的健康诊察，如预测疾病、诊断疾病、了解预后，还可用于法医诊断、人才鉴别、情报获取及管理决策等领域，已逐渐成为一门全新的、耀眼的科学。

一、望诊辨健康依据

（一）有机整体的理念

人体是一个有机整体，它由形态相似、功能相近的不同细胞构成组织，再由不同组织构成器官，然后由不同器官构成系统，各系统在神经、体液的调节下，相互联系、相互影响，构成一个完整的有机整体。中医认为，脏腑虽居于内，但其生理和病理变化必然会反映在相应的体表组织器官上，如掌纹、掌色、掌形的改变，人体精神、气色、行止的变化都会显现出来。

（二）以表知里的原理

皮肤能反映脏腑气血盛衰，特别是面部和手掌的皮肤络脉丰富，气血充盛，加之面部皮肤薄嫩，故色泽变化易于显露于外。《望诊遵经·五色相应提纲》中记载："尝考《内经》望法，以为五色形于外，五脏应于内，犹根本之与枝叶也。色脉形肉，不得相失也，故有病必有色，内外相袭，如影随形，如鼓应桴。"所以脏腑气血的盛衰，邪气对气血之扰乱，都会在面部、手掌等处有所反映。通过对面部组织、五官七窍在神、色、形、态等方面的征象改变和手掌纹、色、形浅深浮沉变化的观察，进行综合分析，便可推断出体内脏腑的状况。这说明望诊方法的基本原理是"以表知里""司外揣内"。

（三）生物全息论的支持

人体各细胞、器官、系统与外界进行物质和能量交换（如呼吸、吸收、排泄、病理反应等）过程中，不断地发出信息，所以通过有机整体外在信息的变化，能够预测疾病，诊断疾病，并知晓其思想、情感、操行。现代望诊法是在中医学理论指导下，结合生物全息论等发展起来的。因此在面部、掌部相应脏器分布、诊察方法上与传统中医望诊有所不同。身体的异常变化，可能发生在面部、掌部等处变化出现之前或之后。检查面部、掌部等处，可发现有骨骼形状的变化，也可见肌肉紧张度、弹性、收缩力的变化，还可有肿胀、皱纹、结痂、缺陷、皮肤颜色的改变，以及充血、疼痛等症状。欲知体内哪一个脏器有异常，可通过观察与脏器相对应部位的外在表现即信息的消、长、浮、沉进行分析判断。

（四）遗传基因的揭示

俗话说，"种瓜得瓜，种豆得豆"，这就揭示了生命的遗传规律。医学证明，人的神、色、形、态，智商、情商、能力、勤奋等都具有遗传性。例如掌纹包含正常纹遗传和病理纹遗传。

正常掌纹有三条主线和彼此产生的衍生线。三条主线长短、弧度、纹理的分支形状在血缘关系相近的人手上，都表现出相似性，甚至如出一辙。

断掌（又叫通贯掌）也表现出家族遗传倾向。同代中常可见到几个人都是这类手纹。

某些疾病的病理纹，也可在血缘亲近的人手上同时出现。如糖尿病、高血压、冠心病、哮喘、慢性咽炎等多基因遗传病。

在研究体细胞病遗传方式时，发现掌纹有隔代遗传现象，在祖孙之间，常可见极相似的肿瘤等病理纹。

这些遗传反映，极具研究价值，特别是为多基因疾病寻找生物标记解决科研难题提供了依据，对多基因病的预测非常有用。

二、望诊辨健康方法

（一）深观气色

皮肤（特别是面部和双手）色泽的各种异常变化，可以反映出人体内部的各种病理表现。中国古代医家历经多年，根据大量临床经验总结了青、赤、黄、白、黑五色，不仅与身体相应的内脏变化有关系，而且也反映了一些病邪的性质。而色泽的具体变化则反映机体精气盛衰的情况。一般情况而言，凡是气色鲜艳、荣润、明亮的，说明病邪较为轻浅，而且气血未衰，则容易医治，预后较好；凡是气色晦黄、枯槁、暗淡的，说明病邪较为深重，而且精气已伤，则不容易医治，预后欠佳。

在实践中要准确地观察气色，除要积累一定的经验外，还应多观、细观、深观。

望其浮沉，以辨病位之表里。浮，是指显露于皮肤之间且较易看出的颜色，浮色一般出现在疾病的初起之时，说明人体发生的病变属于表证，即病变发生于人体的表面。沉，是指隐约存在于皮肤之下，不易看出的颜色，沉色一般说明人体发生的病变属于里证，即病变一般发生在体内。如果其人的脸色初浮而后沉，就说明病已经从表入里，由浅入深，病邪已侵入身体内部；如果其人的脸色由沉而转浮，则说明病情向好的方面转化。

察其清浊，以辨病性之阴阳。清，是指人体皮肤颜色明亮而清润，清色一般说明人体发生的病变属于阳证。浊，是指人体皮肤颜色晦暗而混浊，浊色一般说明人体发生的病变属于阴证。如果其人的面色从明亮而清润变得晦暗而浑浊，就说明阳证已转化为阴证；如果面色从晦暗而浑浊变得明亮而清润，则说明阴证已转化为阳证。

观微甚，以辨邪正之虚实。微，是指人体皮肤颜色浅淡，微色一般说明人体正虚或邪轻。甚，是指人体皮肤颜色较深、较浓，甚色一般说明人体邪气盛或病势重，属邪实。如果其人的面色由浅变深、由淡变浓，就说明病由虚证已转化为实证；如果其人面色由深变浅、由浓变淡，则说明病由实证已转化为虚证。

视散抟，以辨病程之长短。散，是指人体皮肤如面部颜色疏离散开，如淡云初撤。散色一般说明病程较为短暂，是邪气尚未积聚的表现，就是说患病的时间比较短，且病情逐渐缓解。抟，是指人体皮肤颜色壅滞、团聚。抟色一般说明病程较为持久，病情深重。如果其人的面色从疏离变成壅滞，就说明体内的邪气正在逐渐聚集，病情将延续一段时间；如果其人的面色从团聚变成散开，就说明体内的邪气正在逐渐消散，病情将缓解。

别泽夭，以主预后之吉凶。泽，是指人体皮肤如面部颜色明润而有光彩，泽色一般提示虽病而气血未衰，病有生机之意，主吉象。夭，是指人体皮肤颜色枯槁、暗淡，夭色一般提示人体气血枯竭，精气严重受损，主凶象。如果其人的面色从泽润变得枯槁，就说明体内的精气逐渐衰弱，病情趋于严重，并有恶化之意；如果其人的面色从枯槁变得泽润，就说明体内的正气正在逐渐恢复。

总之，望色十法可以从整体上辨明疾病的表里、阴阳、虚实、久近、吉凶等情况，可以教会您通过皮肤尤其是面部的色泽看健康状况。

（二）通观全盘

偏看易暗，兼看则明。如果只看气色来判断人体健康，往往由于不全面，而易造成误诊、漏诊，特别是在鉴别其心理健康、道德健康等方面，更显局限。因此，还必须结合神骨、刚柔、容貌、情态、声音等通盘考虑、仔细观察。一是从整体出发，就相貌看人，就精神论人，从静态中把握人的本质，从动态中观察人的心理；二是讲究均衡与对称，相称与相合，中和与适度，和谐与协调，主次与取舍等，以提高望诊的准确度和敏感度。

三、望诊辨健康要点

（一）知常达变，以常衡变

鉴于目前望诊尚无统一的客观标准为依据，望诊时需要把所要观察的人的肤色（如面色）等与其所处环境中人群的常色作比较来加以判断。如其病属某一局部色泽改变，还可与其自身对应部位的正常肤色进行比较。但如果原来肤色较深不易发现病色，或因病情复杂而面色与病性不符时，则需要观察病人体表其他部位组织的色泽，并结合其他症状来进行综合判断，以确保诊断的正确性。其余类推。

（二）整体为主，色泽为要

望诊时，应将望色十法、五色主病、五色善恶、面部及手掌分候脏腑等观察健康的各种方法相参运用，即以所需要观察的人的整体变化为主，并以面色的荣润含蓄或晦暗枯槁作为判断病情轻重和估计预后的主要依据。

（三）见微知著，排除干扰

皮肤气色特别是面部气色不仅会因疾病而发生异常改变，还可因气候、光线、昼夜、情绪、饮食等非疾病性因素的影响而发生变化，因此，望诊时还要注意排除上述因素的干扰，以免造成误诊。

首先，望色诊病时，应在自然光线下进行，如果没有自然光线，也应在无色灯光下进行。其次，白昼卫气浮于表，则面色荣辉外映，黑夜卫气沉于里，则面色隐约内含。再次，在情志的影响下，喜则神气外扬而面赤，怒则肝气横逆而面青，忧则气并于中而色沉，思则气结于脾而面黄，悲则气消于内而泽减，恐则精神荡惮而面白。还要注意日常状态的变化，比如酒后脉络扩张，则面红目赤；饱食胃气充盈，则面部呈现荣润光泽；过饥胃气消减，则面色泽减而少气。

有这样一个故事：春秋战国时期，梁惠王雄心勃勃，广招天下高人名士。有人多次向梁惠王推荐淳于髡，因此，梁惠王连连召见淳于髡，每一次都屏退左右与他倾心密谈。但前两次淳于髡都沉默不语，弄得梁惠王很难堪。事后梁惠王责问推荐人："你说淳于髡有管仲、晏婴的才能，哪里是这样？要不就是我在他眼里是一个不足与言的人。"

推荐人以此言问淳于髡，他笑笑回答道："确实如此，我也很想与梁惠王倾心交谈。但第一次，梁惠王脸上有驱驰之色，想着驱驰奔跑一类的娱乐之事，所以我就没说话。第二次，我见他脸上有享乐之色，是想着声色一类的娱乐之事，所以我也就没有说话。"

那人将此话告诉梁惠王，梁惠王一回忆，果然如淳于髡所言。他非常叹服淳于髡的识人之能。

笔者没有淳于髡识人之才，但也遇到"酒色惫倦，白如卧羊"

之类人，因为嗜酒好色导致疲惫倦怠，使得眉端呈现白色，势如卧羊，但面目红赤。当时只好默不作声，含笑而过。还遇到"印堂黄色""明堂素净"的人，印堂黄色灿烂，鲜润夺目，鼻子白润有光，是神智清明，心高胆大，气概万千，度量远较平日恢弘，在追求进步的人。像这类人，笔者会勉励说："再接再厉，乘胜前进。"这说明，一个人的心理情绪、行为意念都可以通过气色表现出来，给观察者提供了一个很重要的依据。同时也需要观察者排除干扰，细心辨识，准确判断。

　　此外，还有男女老少之分、人际层次之别。不同的人会有不同的征象表现，同一个人在不同的时空也会有不同的信息显示。

第二篇 看手识健康

- 看掌线识健康
- 看掌纹识健康
- 看九宫识健康
- 看手指识健康

第二篇 看手识健康

看掌纹识健康

观察手的色泽

四大宫区健康

看手指识外伤

| 第二篇 |

看手识健康

一、看掌线识健康

无论什么人,手掌上都有或深或浅、或长或短、亦曲亦直、亦横亦竖的一条条掌纹,而这些纹线又与健康密切相关。掌上的这些纹线不是一成不变的,它们各有其起点和终点,并且会随着健康状况的变化而变化,有的慢慢消失,也有的悄悄长出,正是这些细微的变化,成为了从手上了解健康的密码。

手掌上的这些纹线(见图1),分为主线和辅线,主线有感情线、智慧线、生命线,辅线有健康线、事业线、成功线、放纵线、过敏线、孤僻线、性线、肝病线和悉尼线,其中3条主线几乎会在所有人的手上出现,其余辅线就不一定,因为某些线的出现完全是病理现象。当然,掌纹也会出现变异,有的人天生就没有掌纹,不过世界上只有极少数的人没有掌纹。目前,只有三例没有掌纹的相关报告,一个是中国台湾地区的陈氏家族,他们一家都没有掌纹;另一个是美国的一位女士没有掌纹;还有就是在我国东北发现了一个男士也没有掌纹。

手掌上各条纹线不但有着不同的形态特点和变化规律，而且有着不同的生理意义或/和病理意义。感情线反映消化及呼吸系统的健康状况和情志、情感；智慧线提示心脏、神经系统的状况与头脑智慧；生命线体现生命力的盛衰及寿夭；事业线预示中老年心脑血管疾病和一个人的精神、愿望、机遇、做事逆顺与成败得失；健康线代表抵抗力的强弱；成功线表示血压是否稳定以及愿望和机遇；放纵线提示生活不规律；过敏线显示过敏体质；孤僻线反映视力与精神状况；性线揭秘生殖、泌尿系统的健康状况；肝病线提示肝脏的免疫力；悉尼线反映肿瘤隐患。

这些纹线的提示或反映，在观察健康时有着非常重要的作用。

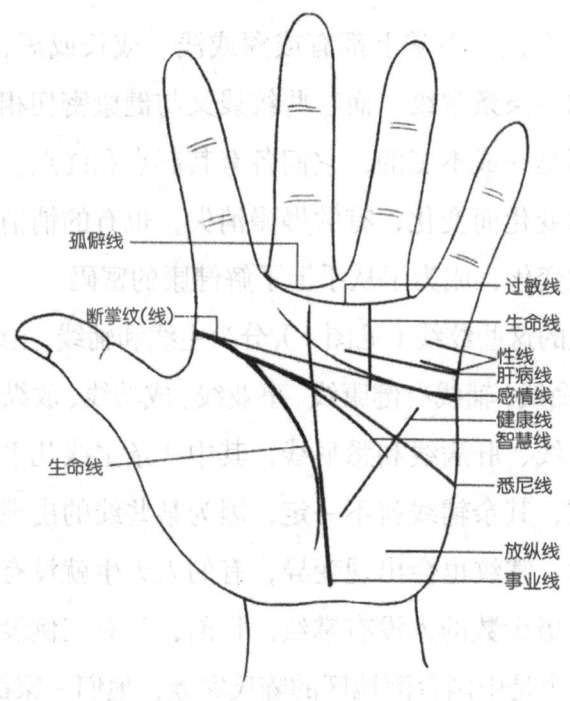

图1 掌纹线

（一）感情线

1.感情线概述

感情线起于小指的根部，一直延伸到中指与食指指缝之间的下方（见图2）。健康的感情线应该深长、明晰、光滑、颜色红润、杂纹很少。

感情线与人的情感密切相关。这里所说的情感是一种广义的概念，并不单指婚

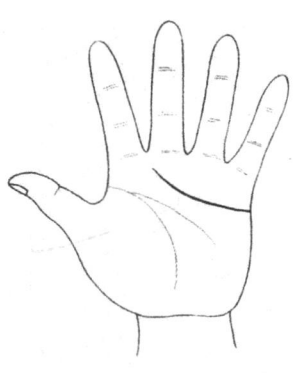

图2 感情线

恋，还包括喜、怒、忧、思、悲、恐、惊等情绪。比如失恋在"七情"里属于"忧"，一般来讲，失恋的年轻男女在消化系统上易出现两个反映：厌食症或者暴食症。文献报道，厌食症和暴食症几乎全都发生在22～27岁的年轻妇女身上。其实很多消化系统的疾病，最早总是起于情绪的波动。所以，感情线可以反映消化系统的健康状况。

感情线反映情感，而情感又总是与荷尔蒙的分泌密不可分。常言道：女人是听觉性的，男人是视觉性的。就是说女人谈恋爱靠的是耳朵，因为要靠耳朵来听甜言蜜语，耳朵听后就刺激了女性的荷尔蒙分泌，使其心跳加快，产生了爱的感觉。同样的道理，男性谈恋爱靠的是眼睛，因为要靠眼睛来看自己中意的女孩子，眼睛看后也会使心跳加快，萌生爱意。则沉浸在

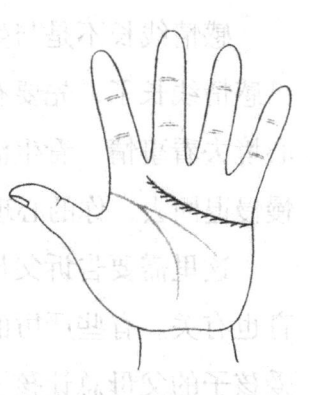

图3 出现齿状的感情线

幸福中热恋的各方，多会产生一条向下的齿状纹线（见图3）。可见，感情线管了眼睛、管了耳朵。当你分泌了荷尔蒙、产生了爱意的时候，

你的呼吸、心跳也会相应地加快,所以感情线还表示了呼吸和心脏的功能。

2.感情线的生理反映

(1)反映心血管、呼吸系统、消化系统状况和情志。

(2)反映情绪的自控能力。

(3)检查一个人感情生活的优劣。

3.感情线的异常形态

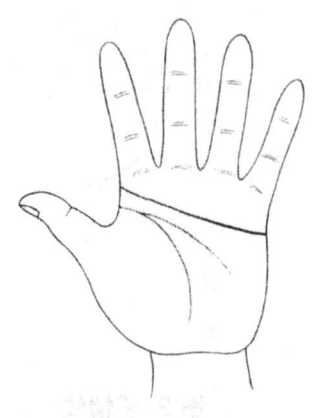

图4 过长的感情线

(1)感情线过长。感情线达到食指指关节腔下缘(见图4)的人多患有胃肠植物神经功能紊乱症。很多人以为,女性失恋时应该会茶饭不思。但事实恰恰相反,女性失恋更容易患上暴食症,她们会以吃来填补失恋后内心产生的失落感。还有的女性,情绪不好时就去购物,购物可以使自己的内心得到一种满足感。

感情线长不是与生俱来的,想改变也很容易。如果你发现自己感情线长了,先要有意识地克制住自己不稳定的情绪,换一种心境去看事情、看生活,换一个心态去想问题,这样感情线就会慢慢退回去,你的心理素质就会好起来。

这里需要告诉父母,感情线长度与孩子在儿童期时父母的教育也有关。有些严厉的父母总喜欢在餐桌上教育孩子,也有些宠爱孩子的父母总让孩子一边看动画片一边吃饭,这些都会使孩子的感情线变长,因为他们的情绪很容易受到外界因素的影响。久而久之,孩子胃肠道功能被扰乱。胃肠道功能不好,营养吸收就会出现问题,孩子要么特别瘦,要么特别胖,而且脾气性格也会变得很怪异。所以如果你和你的孩子手上已经有了一条很长的感情线，一定要做到下面的两点：一是按时吃饭，做到规律饮食。二是不要在吃饭时想工作上的事、不愉快或者过分愉快的事，也不要在吃饭的时候给别人施加压力。

只要坚持做到上面这两点，你的感情线就有可能退回去，变成正常的长度了。

（2）感情线出现分支。有些人的感情线虽然不是很长，但是出现了分支（见图5）。提示其幼年时期患过脾胃虚寒的疾病，如痢疾、肠炎，或者幼年时期经常胃疼。成年后感情线就会出现分支，走到了食指和中指之间。

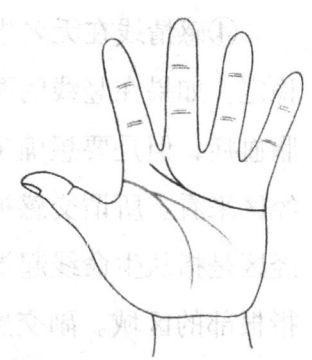

图5 感情线出现分支

（3）感情线的其他异常形态：

①感情线在中指到无名指这一段出现杂乱在成人手上非常常见，主要是支气管炎和慢性咽喉炎。

②感情线在小指根部有较大的"岛形样纹"（见图6），说明可能存在听神经异常的现象。

③感情线在无名指下端发生畸断（见图7），除了肝功能较差外，还可能是早年患过严重的疾病，使肝脏的免疫功能受到了损害。

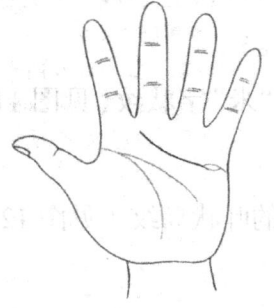

图6 感情线在小指根部有较大的岛形样纹

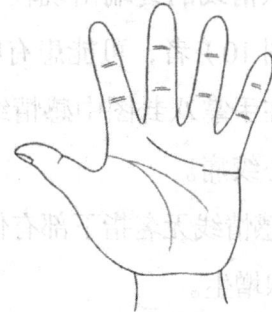

图7 感情线在无名指下端发生畸断

④感情线在无名指下被两条竖线切断（见图8），说明血压不稳定。如果在竖线的两侧有明显的脂肪隆起，就可以确定患有高脂血症，但是要想确定血压是偏高还是偏低，则需要结合交感神经区来看。所谓交感神经区是指被生命线包围的区域；副交感神经区是指从生命线起端向感情线起端连接的一条弧线以内，到四指根部的区域。副交感神经区小、交感神经区大则血压是偏高；反之，则血压偏低。

⑤感情线和智慧线之间的间隔，称为"方庭"（见图9）。方庭狭窄的人，肺活量一般较小。

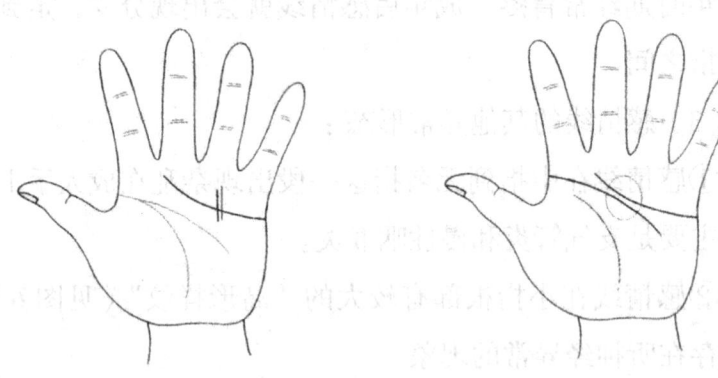

图8 感情线在无名指下被两条竖线切断　　图9 方庭狭窄

⑥感情线的终端出现较小的岛形样纹或很多杂乱的羽毛状纹线（见图10）者，可能患有咽炎或鼻炎。

⑦在手掌八卦图中感情线离宫位有"米"字状纹（见图11）者，易发生心绞痛。

⑧感情线无名指下部有伸向智慧线的叶状岛纹（见图12）者，提示乳腺增生。

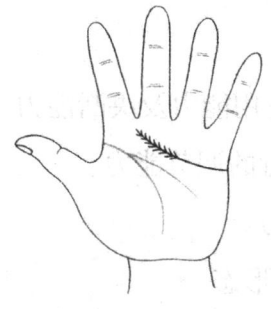
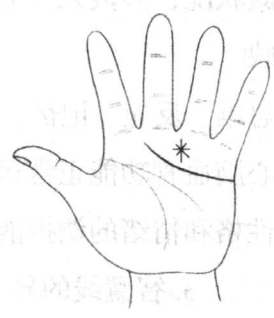
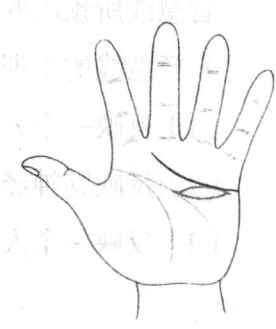

图10 感情线尾端出现羽毛纹线　　图11 离宫位出现"米"字状纹　　图12 无名指下感情线与智慧线间出现叶状岛纹

总之，感情线与我们的消化系统及呼吸系统有着非常紧密的联系，因此平时我们要多关注感情线的变化，及时了解消化系统和呼吸系统的健康状况。并养成良好的生活习惯，保护好自己，这样才会远离疾病。

（二）智慧线

1.智慧线概述

智慧线起于手掌桡侧，也就是食指的第三关节腔边缘，以抛物线状一直延伸到无名指的中线（见图13）。这条线主要提示心脑、神经系统功能的强弱，所以又称为"脑线"。正常的智慧线应微粗、长短适中、明晰不断、颜色红润，还要有一个相对的弧度。凡是具有良好智慧线的人，均思路清晰，心智能力很强，而且大多身体健康、心情愉快、充满活力。

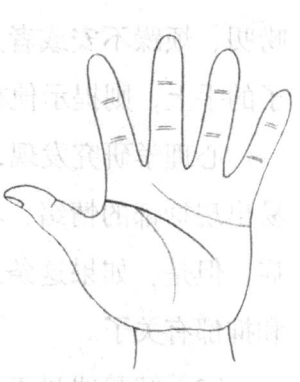

图13 智慧线

智慧线所预示的健康状况，多数来自遗传。

2. 智慧线的生理反映

（1）反映一个人的思维、反应、记忆、适用能力及决断能力。

（2）反映脑神经及心脑血管功能正常运行的调节能力。

（3）反映一个人的性格和情绪的调控能力。

3. 智慧线的异常形态

（1）智慧线过长。智慧线过长并且一直延伸向乾宫位（见图14）的人大多性格内向，爱思考，喜静不喜动，性格多疑，容易出现神经衰弱的症状。对于男性来说，这条过长的智慧线告诉我们，他已经或即将出现神经衰弱并伴有性功能下降，也就是我们中医讲的"肾虚"。而对于女性来说，则往往是内分泌紊乱的征兆，例如，更年期会导致精神障碍、唠叨、烦躁不安或者是严重的失眠。如果过长的智慧线出现在孩子的手上，则提示他在思考问题时会出现思虑过度的现象。

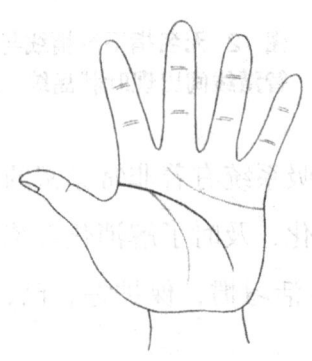

图14 智慧线过长

心理学研究发现，有过长的智慧线的人性格内向，优柔寡断，易出现抑郁的情绪，不过这仅仅只是优柔寡断，绝对还不是抑郁症。但是，如果这条过长的智慧线和生命线靠得很近，那么它就和抑郁有关了。

（2）智慧线过于平直。智慧线应该是一条抛物线状，智慧线过于平直（见图15）的人多会头痛。若这条平直的智慧线出现断裂，则完全可以判断这是一个典型的头痛病人，并且还提示我们，这个人不仅现在头痛，年老之后很可能还会导致脑萎缩。如果一个人的智慧线短而平直，并且伴有高血压的掌纹特点，那么其患中风的概率就会非常高。如果智慧线出现这样的病理改变，就一定要好好调整。

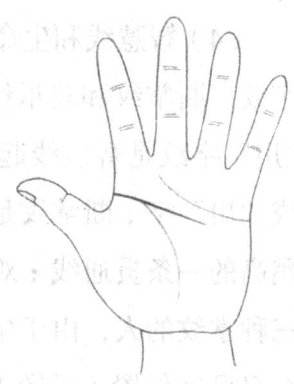

图15 平直的智慧线

多年的临床实践发现，一个人智力的高低，甚至外伤，都可从智慧线上反映出来。例如，那些性格耿直、坦率、执着、脾气焦躁的人，手上的智慧线都会比较平直。智慧线末端过于下垂的掌纹多见于思想家。

（3）智慧线出现分支。智慧线最好的情况就是长短适度的抛物线，但是很多人手上的智慧线出现分支，也就是说智慧线在中指与无名指间的垂直线上出现了分叉，使智慧线的尾部成为2～3条线（见图16）。如果智慧线的分支点在靠近中指垂直线的地方分开成3支，则表示头痛与心脏的供血有关；如果分支靠近无名指的垂直线，则表示患有神经性头痛或神经衰弱。

另外，智慧线出现分支的人大多非常聪明，但是，他们往往用脑过度，致使脑部出现能量不足的现象，进而导致神经性头痛。如果一个面临高考的学生的手上出现了这样的线，那就应该要充分地补充适合的食物，才能保证思维活跃，考出好成绩。

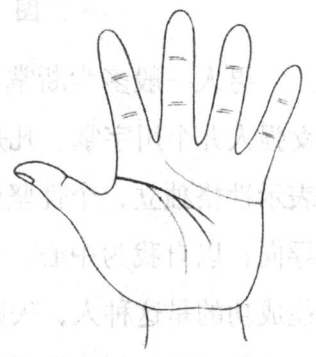

图16 智慧线出现分支

（4）智慧线和生命线开口夹角偏大。在观察掌纹时，有"川"字纹、断掌纹和鸡爪纹这三种掌纹（见图17）的人应特别注意。"川"字纹是智慧线起点高于并且离开了生命线，与两条主线形成"川"字；断掌纹是智慧线与感情线合并后比正常智慧线位置稍高的一条贯通线；鸡爪纹是一源三支。根据生物全息规律，这三种掌纹的人，由于生命线和智慧线开口夹角偏大，又位于手掌全息肝区位置（见图18），而且掌纹多数属于直纹。故一般肝火旺盛，形成性格直爽，脾气烦躁，容易上火，口干口苦，甚则容易患上肝病。留意观察大部分患有乙肝的病人，多见于这类掌纹。

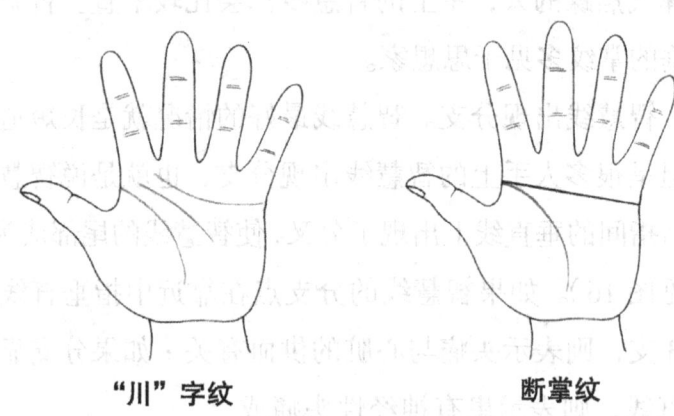

"川"字纹　　　　　　断掌纹

图17　"川"字纹与断掌纹

男人一般多为断掌，女人多为川字掌。特别是女强人，十个女强人九个川字掌。凡是有断掌和川字掌的人，都具有男人性格，表示性格独立，个性坚强，自信心强，敢于冒险。凡事以目标为导向，以自我为中心，做人做事非常执着，甚至固执。因此，往往成功的是这种人，失败的也是这种人。

俗话说：男人断掌千斤两。有断掌的人，由于肝火过盛，早年精力旺盛，不知疲倦，因而生活上往往很不注意，如果经常熬夜、饮酒和食用燥热食物，则很容易发生肝炎、脂肪肝、胆结石、胆囊炎、酒精肝、肝硬化等肝胆疾病。

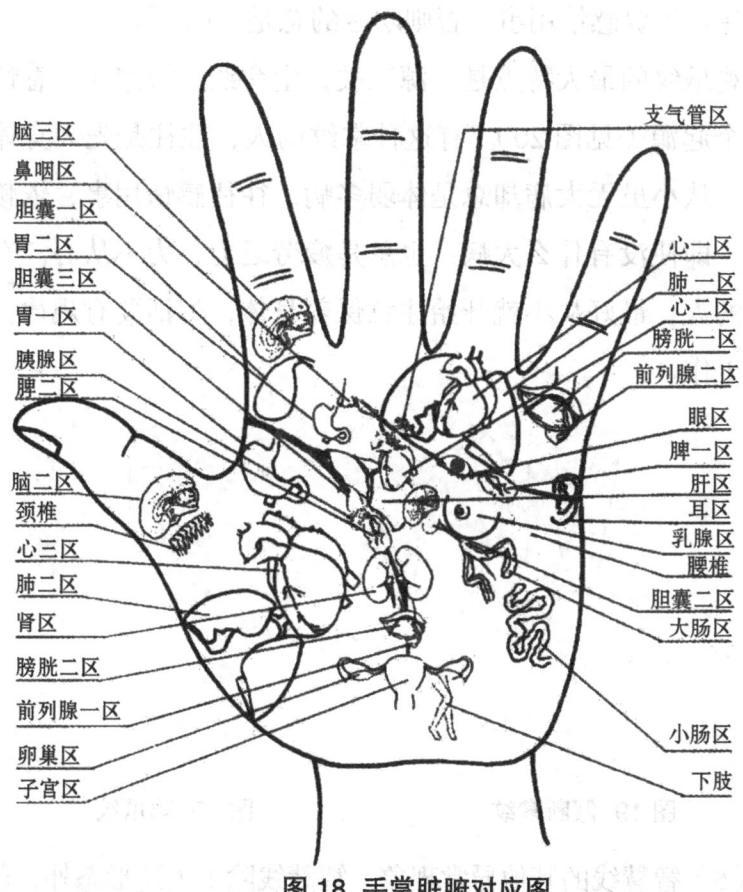

图18 手掌脏腑对应图

由于早期精力过旺，断掌和川字掌的人多不注意保养，一般到了40岁后才会顿觉气力衰退，力不从心。故此要注意身体的保养和情志的修养，才能有身体、有事业、有家庭。

小孩的手上如有此线，有多动倾向。

假断掌实际上是感情线连上了智慧线（见图19），不少女性都有，凡有假断掌的女士容易感情用事，不够理智，被感情干扰。

由于容易感情用事，一般都是个好心肠的人。常言说：好心没好报，多数是指这种掌纹的人。具有这种假断掌的女士，男女交往时，特别注意不要感情用事，否则吃亏的总是自己。

鸡爪纹的最大特点是一源三岐，生命线、智慧线、感情线都在一个起源（见图20）。有这种掌纹的人，往往是先天身体素质欠佳，从小虽无大病却总是体弱多病，往往感情用事，依赖性比较强。即使没有什么大病，也总是疲劳乏力，力不从心。有这种掌纹的人，最好从小就开始注意保养身体，生活要有规律，从事健康工作。

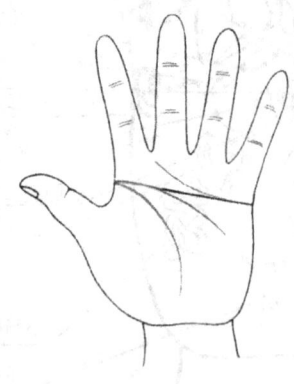 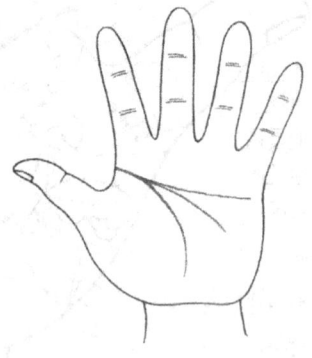

图19 假断掌纹　　　　　图20 鸡爪纹

（5）智慧线的其他异常现象。智慧线除了上述形态外，还常常出现其他多种情况。

①智慧线中部由较大的岛形样纹连接（见图21），多提示患者有眩晕症或美尼尔氏综合征。

②智慧线与生命线的起始端并连过长，且呈锁链状（见图22），多提示这种人自幼消化吸收功能就比较差，所以要特别注重对脾胃的调理和保养。

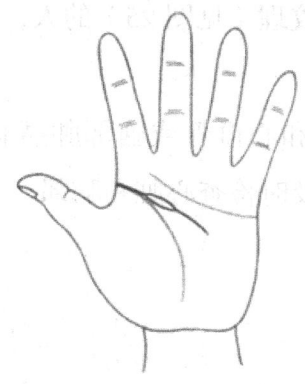 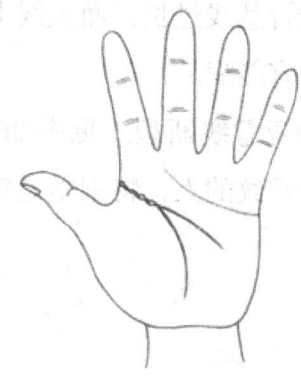

图 21　智慧线中部由较大的岛形样纹连接　　图 22　智慧线与生命线的起始端并连过长且呈锁链状

③智慧线上有明显的"十"字状纹（见图 23），多提示此人心理状态不稳，心律不齐，患有隐性冠心病。若发展成"米"字状纹，则多提示此人有血管性头痛或心绞痛。

④智慧线在手心部分开成两三支，并中断或出现"米"字状纹（见图 24）的人，多患有心脏病或先天风湿性心脏病。由于"米"字状纹出现，多有血管性头疼或心绞痛。

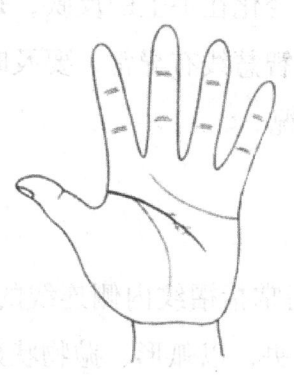 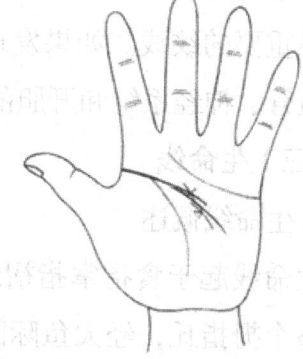

图 23　智慧线上有明显的"十"字状纹　　图 24　智慧线在手心部分开成两三支，并中断或出现"米"字状纹

⑤智慧线过长，而且线上有零乱纹理（见图25）的人，多患有神经官能症。

⑥智慧线断裂（见图26），一般和心血管或脑部肿瘤有关，有这种掌纹的人，特别是老年人，要及时检查心脏和脑部。

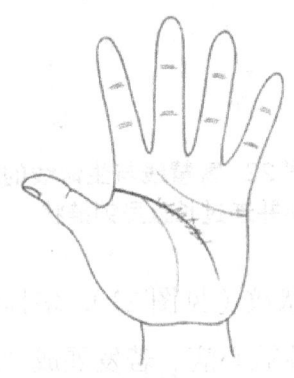 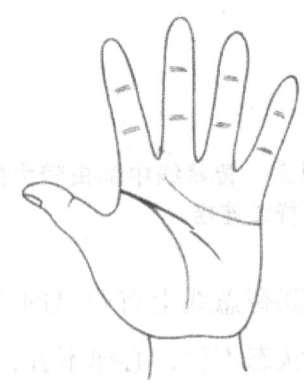

图25 智慧线过长，并有零乱纹理　　图26 智慧线断裂

⑦智慧线尾端出现五角星样纹，提示易患中风。

⑧智慧线劳宫穴附近出现方格形样纹（见图27），多有脑震荡史，或全麻手术史，或脊髓疾病、腰椎骨折等。

智慧线是我们的心、神、智慧的变化在手上的反映，是掌上的一条重要的纹线。如果发现自己的智慧线有异常，要及时检查心脑血管、神经系统和肝胆的健康状况。

（三）生命线

1. 生命线概述

生命线起于食指掌指褶纹与拇指掌指褶纹内侧连线的中点，包绕整个拇指丘，经大鱼际圆弧部中央，以弧形、抛物状延伸至腕横纹，弧度刚好切过中指中线（见图28）。以微粗、明晰不断、颜色红润为佳。生命线的长、短、粗、细的变化与机体的免疫功能密切相关,通过它的变化能够判断出人的体质、精力、免疫功能、遗传信息、健康状态以及所患疾病的轻重等情况。

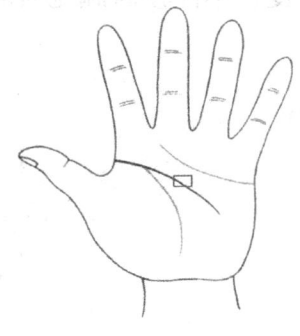

图27 劳宫穴附近出现方格形样纹

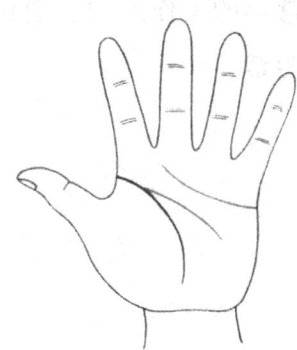

图28 生命线

2. 生命线的生理反映

（1）反映一个人精力的强弱和个性的缓急。

（2）反映一个人是否患过大病或发生意外危险。

（3）反映一个人先天遗传素质和后天保养的健康状况。

3. 生命线的异常形态

（1）生命线起点偏高。生命线的起点偏高（见图29）表示身体有实证（指病邪过盛所产生的症状），例如，肝胆火旺的人，身体基本健康，但容易罹患肝炎、胆囊炎、胆心综合征。生命线起点偏高的人往往焦躁易怒，容易得高血压、冠心病、糖尿病、胆囊炎，所以这种人一定要把自己的心态控制好。生命线起点偏高就是告诉你在性格上有这方面的弱点，所以一定要有意识地控制、调整自己的个性。把控好了情绪，就把控好了未来。

（2）生命线起点偏低。生命线的起点偏低（见图30）表示身体有虚症（正气虚弱或机体有形物质不足所产生的症状），如脾胃虚弱、精力不足、易疲劳，容易罹患消化不良、慢性胃炎、感冒、低血压，甚至恶性肿瘤。生命线起点偏低说明人体的免疫力低下，还与常年的工作压力、消化吸收不良、不能按时睡觉有着极为密切的关系。

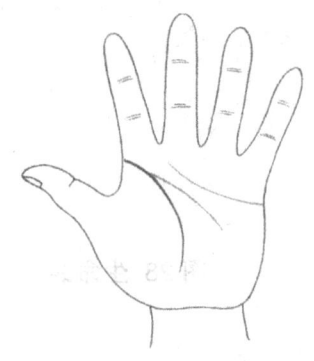 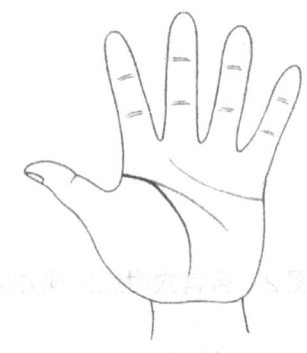

图 29 起点偏高的生命线　　图 30 起点偏低的生命线

（3）断裂的生命线。大家最关心的就是断裂的生命线（见图31）。生命线断了，是不是寿命就很短呢？这要看在断裂的生命线旁边是否有一条辅线。如果出现了辅线，这个断裂是可以被人体修复的。辅线是什么呢？是一条事业线，如果生命线和事业线之间有白线（白线就是正在生成的生命线）把它们连接了，那么这条生命线就没有什么危险了，但是如果出现了连接不起来的生命线，那就比较麻烦。生命线的连接有两种方式，一种是事业线在生命线外侧连接，另一种是事业线在生命线内侧连接。

（4）短而浅的生命线。生命线非常短浅（见图32），这种情况很少见。生命线短浅的人一定要及时寻求医生的帮助，因为表明这些人确实在胚胎期就没有发育好。

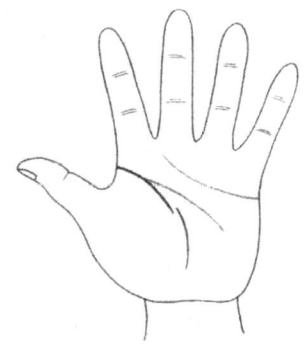 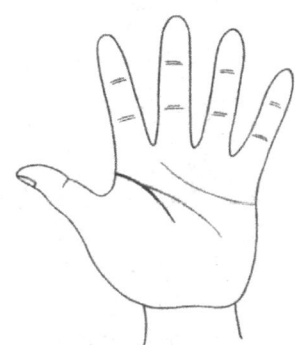

图 31 断裂的生命线　　　　图 32 短而浅的生命线

健康的婴儿在母体内一定是握拳状，大拇指握在内或握在外，但无论怎样握都会形成一个深深的压痕。这个压痕也就是生命线，在胚胎期第三周的时候就已经生成，所以检查时通过 B 超一看胎儿是握着拳的就说明其是健康的。发现胎儿没有握拳，可能孩子缺氧，孩子宫内缺氧手就松了，所以孩子很幸运地降临后生命线就短而浅。早产儿或剖宫产儿出生后，其生命线亦偏短。

（5）生命线的其他异常形态：

①生命线在肾区较浅，并且颜色发暗（见图 33），则提示身体会因肾脏功能的问题而出现不适。

②生命线在肝区部位出现较大的、细长的岛形样纹（见图 34），则提示肝大。

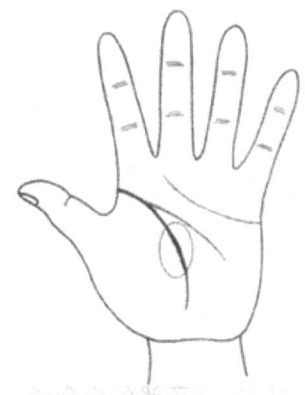
图33 生命线在肾区较浅且颜色发暗

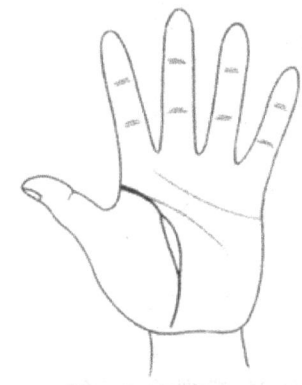
图34 生命线在肝区有较大的、细长的岛形样纹

③生命线在起始端有断裂（见图35），则提示幼年时曾有过较严重的疾病危及生命。

④生命线内侧有一条副线产生，则提示肠道功能失调，会有便秘或腹泻现象。若在这条副线上出现"米"字状纹、"井"字状纹（见图36），则患者多患有肠炎或结肠炎。

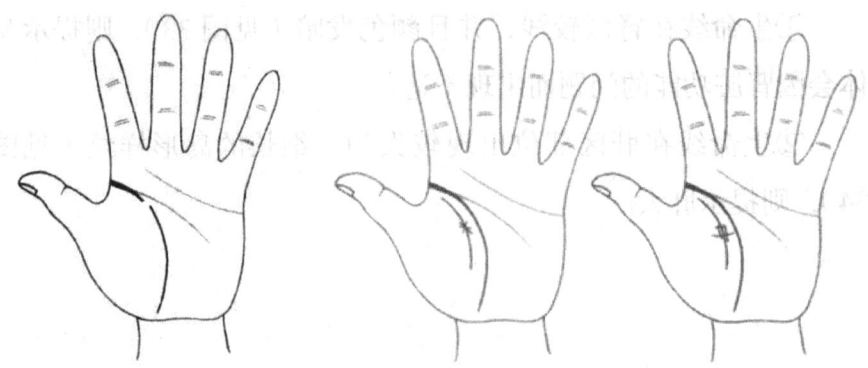

图35 生命线在起始端有断裂

图36 生命线的副线上出现"米"字状纹、"井"字状纹

⑤生命线包围的面积很小（见图37），则提示身体较差，无

论男女，易患消化不良或不孕不育症。

⑥生命线尾部出现岛形样纹，女性提示子宫肌瘤，男性提示前列腺炎或前列腺肥大。

⑦生命线尾部出现"米"字样纹，反映易患心绞痛。当离宫位、智慧线及生命线尾部同时出现"米"字纹时，就形成"三星高照"的掌纹（见 P52 图 76"米"字状纹病理提示），是中风、猝死的先兆，应特别重视。

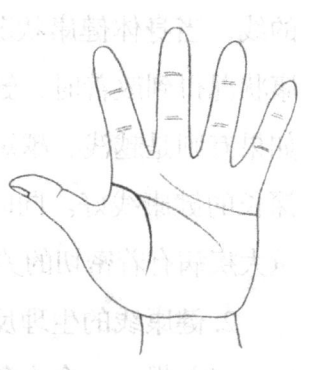

图 37 包围面积很小的生命线

观察生命线的重点是要看有无"米"字状纹、岛形样纹、突然中断、中途流向月丘（月丘的位置在第二火星丘的下方，相当于乾宫位）或被干扰纹切断等情况。但无论手上出现上述哪一种异常的掌纹，只要生命线能从这些掌纹中穿过，并向下延伸，都告诉我们疾病是可以痊愈的。

（四）健康线

1. 健康线概述

健康线起于大鱼际，斜行向小指方向（见图 38）。标准的健康线以不接触大鱼际为佳，向上不应插入感情线，向下不应插入生命线。健康线虽然叫"健康线"，但是健康线的出现恰恰是身体不健康的表现，手上没有健康线才表示人体是健康的。

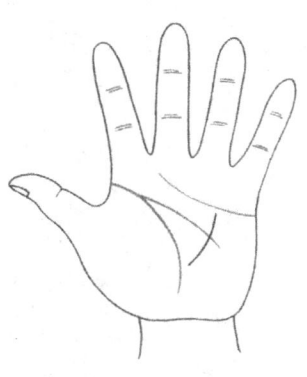

图 38 健康线

健康线通常会出现在脑力劳动者及身体虚弱的人的手上，并且这是一条会随着身体状况的改变而改变的线，当身体健康状况变差的时候健康线会一直加深，当身体健康状况得到改善时，健康线又会随之变浅。所以最好没有健康线，如果有则是越浅、越短越好，断断续续、弯曲的健康线要比直的、深长的健康线好。同时健康线的深浅、走向、是否穿过生命线和重大疾病有着密切的关系。它预示着人体对疾病的抵抗能力。

2. 健康线的生理反映

（1）提示一个人免疫功能的强弱。

（2）反映人体不同脏腑状况，特别是消化系统和呼吸系统，它是掌纹医学中观察重大疾病发生、发展和转归的一条非常重要的线。

3. 健康线的异常形态

（1）插入感情线的健康线。如果手上不但出现了健康线而且插入了感情线（见图39），则表明已经有疾病影响到了呼吸系统，并且肝脏的解毒能力下降了。感情线是和呼吸系统有关的，患有支气管炎、哮喘的人年纪大了，如果在手上出现了插入感情线的健康线，则一定要引起高度重视。因为老人容易导致呼吸道感染而死亡。

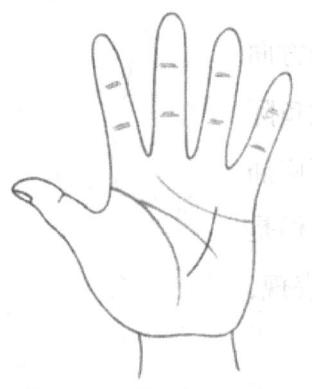 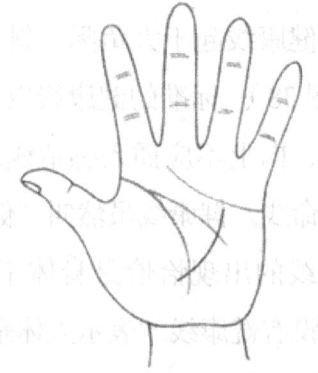

图 39 插入感情线的健康线　　图 40 插入生命线的健康线

（2）插入生命线的健康线。健康线向下延伸并且插入了生命线（见图40），表示人体内的肝脏免疫功能发生了极大的变化，所以一定要从保护肝的角度去调整。如果生命线本身就异常，此时又出现健康线穿向生命线，这种掌纹常见于癌症的晚期、重症肝炎或者肾衰等重病患者。

（3）健康线其他异常现象：

①健康线上出现了岛形样纹（见图41），多提示肝脏的健康状况较差。

②健康线与手掌上的艮宫位、震宫位交界处出现的一条较深的干扰纹相结合形成一个倒"八"字，这种组合被称为"潜加健"（见图42），这是一种很特殊的纹理。出现这种纹理表明此人有出血倾向，而且由于这条线的存在，治疗上止血效果慢，患者往往凝血机制不良，因此称这条干扰纹为"潜血线"。我们将这种倒"八"字纹理称为"潜加健"，手上有"潜加健"的人，其消化道已经出现潜血现象。所以，应戒酒、戒烟，以策安全。

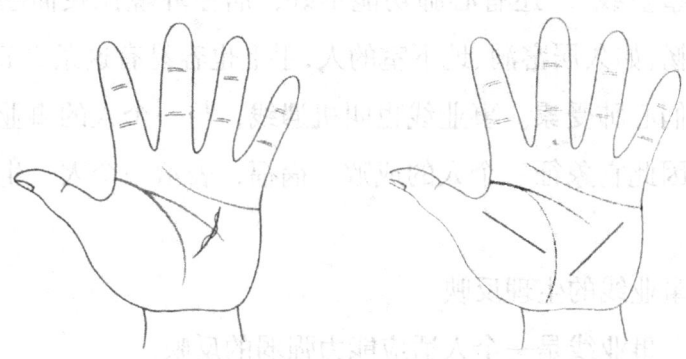

图41 健康线上出现岛形样纹　　　图42 潜加健

（五）事业线

1.事业线概述

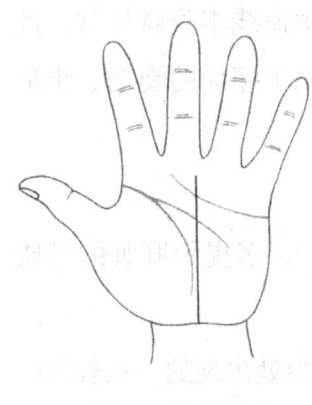

图43 事业线

事业线是从腕横纹升起，向中指下走的一条笔直的线（见图43），这条线不能太粗，要细而浅，颜色红润，明晰不断。同时，事业线的出现也并非健康之兆，这条线越长说明身体健康状况越不好，它代表的是心肺功能的减退。手上出现了事业线的人，中晚年可能会患心脑血管方面的疾病。

我国古代称这条事业线为"玉柱线"，就是说古人认为，将来能在皇帝的大堂之上像柱子一样立在那儿做大臣的人都有这条线。所以古人非常看重这条线，认为能否做官全凭此线。调查发现，"劳心者"如知识分子，包括干部等，他们为了事业操心重、伏案多、运动少，容易出现这条"玉柱线"，所以"玉柱线"又称"劳心线"，或叫"事业线"。还有心肺功能不好，居住环境比较简陋，空气流通不畅，如久居窑洞、地下室的人，手上也容易有这条"玉柱线"，因为他们心肺受累。事业线也叫机遇线，与一个人的事业有一定关系，因此它象征一个人的成败、祸福，表示一个人一生的机遇和命运。

2.事业线的生理反映

（1）事业线是一个人适应能力强弱的反映。

（2）事业线与一个人的事业逆顺有一定关系，反映一个人做事的成败得失。

（3）事业线表示一个人的种种机遇和遭际。

事业线反映人的精神、愿望和机遇。生命线较弱的人，事业线有弥补生命线精力不足的作用。没有事业线的人，生命线就起主要作用。如果小指过三关，又有事业线的人，相对而言精力比较旺盛。

3.事业线的异常形态

（1）事业线成为生命线的辅线。事业线是从临近生命线根部的部位起来的，若生命线断裂，事业线连续不断，可以与生命线起到互补作用，此时的事业线就成了生命线的辅线（见图44）。特别是患有心肺疾病、肿瘤晚期等疾病的患者表示身体得到了心肺功能的支持。

还有一种情况就是生命线断裂，而事业线也是断续的（见图45），这样的事业线虽然成为了生命线的辅线，但是力量不足以抵抗疾病，往往提示病情预后较差。

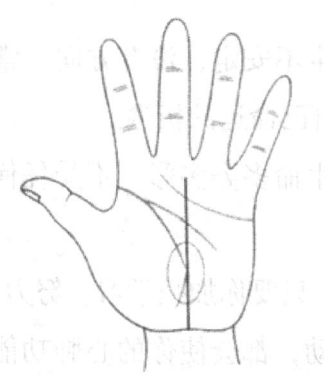 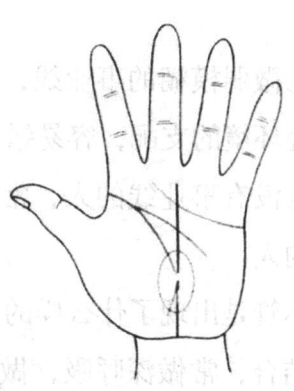

图44 成为生命线辅线的事业线　图45 成为生命线辅线的事业线出现断裂

（2）事业线始端出现岛形样纹（见图46），则提示胃肠的消化吸收功能较差，常会有腹胀或痔疮。若事业线尾端出现了大量的干扰纹（见图47），则提示经常会出现胸闷气短的情况。

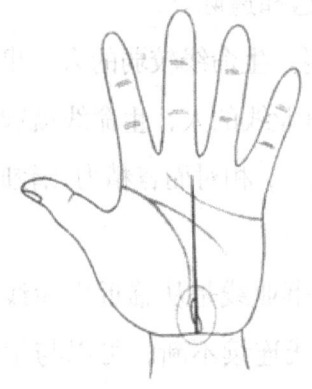 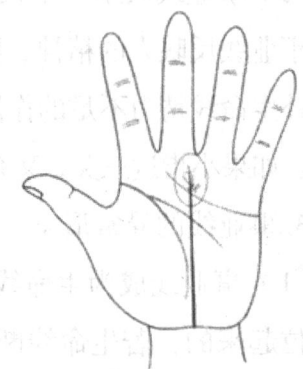

图46 始端出现岛形样纹的事业线　　图47 尾端出现大量干扰线的事业线

（3）事业线的其他异常现象：

①事业线上出现横纹、岛纹、断纹、星纹既表示疾病，又代表遇到阻力、挫折、困境，工作上的不满意，或发生经济拮据的窘境，或职场以及生活方式有重大改变。

②事业线从掌心开始，表示大器晚成，中年时可能会找到新方向。

③微弱模糊的事业线，显示人生不安定，没有方向，常会受到所处环境的支配，容易错过掌握自己命运的机遇。

④没有事业线的人，常是那些生命多姿多彩，不受任何传统束缚的人。

不管是出现了什么样的事业线，只要你加强学习，努力工作，劳逸结合，常做深呼吸，做有氧运动，都会使你的心肺功能得到很好的改善，从而使事业线向着好的方向发展。

（六）成功线

1. 成功线概述

成功线是一条并不常见的线，它实际上是事业线的辅线，位于无名指下，比事业线短，又被称为"太阳线"（见图48）。成功线在临床上代表的疾病并不多，主要代表血压的变化，但过短的成功线则不会影响到血压。倒是古代命相学对它比较关注,称之为"贵人线"，认为手上有成功线的人在运势上可以得到外力的支持，人生会有所成就。

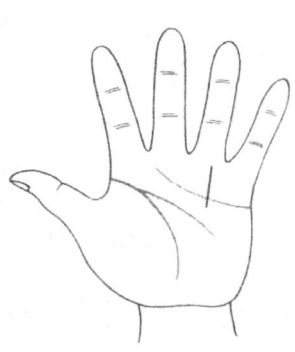

图48 成功线

调查发现，当无名指下方只有一条线时它叫成功线，没有任何的病理意义。如果在成功线的旁边出现了一条竖着的干扰纹，那就要考虑成功线与血压的关系了。

2. 成功线的生理反映

（1）成功线是事业线的辅线,反映一个人的精神、愿望和机遇。

（2）表示一个人的事业成败。

（3）反映一个人的身体状况。

3. 成功线的病理形态

（1）切过感情线的成功线。成功线向下一直切过感情线，并且它旁边还有干扰纹出现（见图49），则提示血压升高，另外，心肌供血不足的人的手上也可见到细长的成功线。

（2）过短的成功线。成功线和感情线之间还有一段距离，交感神经区小，各脂肪丘平坦（见图50），这种成功线的出现表示低血压。现在，这种成功线在二十多岁的年轻人的掌纹中还是很常见的。这与他们的运动量太小、饮食不规律有关，他们会在蹲下后站起来的时候突然出现头昏、眼前发黑这种直立型低血压的症状。出现这种情况后，需要调整饮食，适当运动。

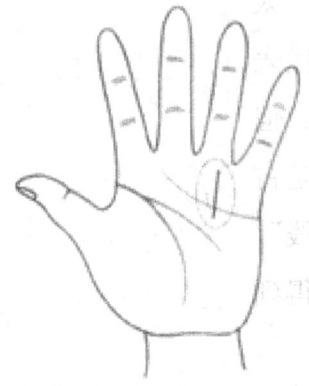 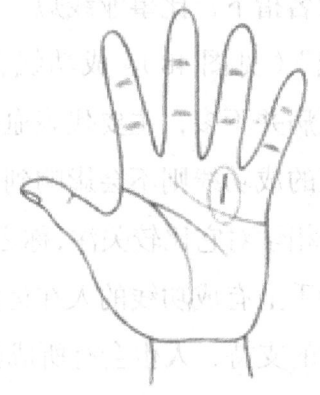

图49 切过感情线的成功线　　**图50 没有切过感情线的成功线**

（3）成功线的其他现象：

①掌上有明显的成功线，各血脂丘隆起，智慧线尾端有"米"字状纹（见图51）时，易患冠心病。

②掌上有明显的成功线，交感神经区缩小，智慧线尾端有"米"字状纹（见图52）时，易由血压低而引起头痛。

③过于深长的成功线，往往表示愿望太盛，追求过高，情绪常常大起大落。手上有成功线的人一定要时时注意稳定自己的情绪，快乐生活，释放压力，这样"贵人"就永远在你的身边。

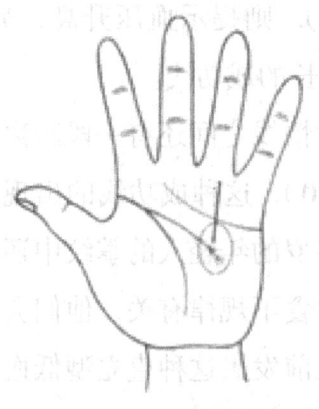 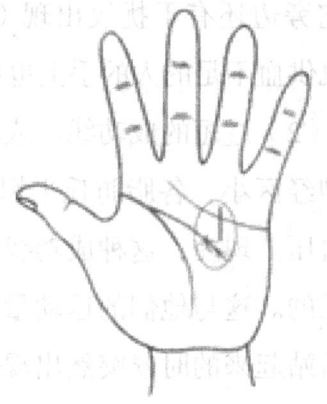

图51 易患冠心病的成功线　　**图52 血压低引起头痛的成功线**

（七）放纵线

1. 放纵线概述

放纵线位于小鱼际下方稍低处，在腕横纹往上1～2厘米处，是一条短横线（见图53）。此纹线深且粗，并且可能会同时有两三条，常常是一条深，其余的较浅。放纵线起于小鱼际，向生命线延伸，它的生成与不规律的生活和饮食习惯有关。

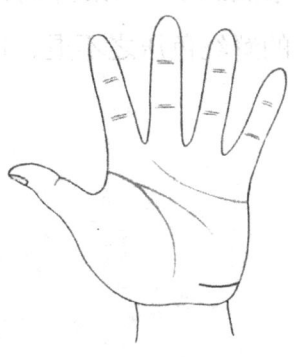

图53 放纵线

正常情况下小鱼际处是不应该有纹线的，所以当此处出现一条深深的线时，它一定和疾病有关。

2. 放纵线的病理形态

（1）后天生成的放纵线。手上的放纵线若是后天出现的，并且不止一条，那么对于这样的放纵线，笔者常说它是"丑陋"的放纵线，因为出现了这样的放纵线的人，往往都有不规律的生活习惯，或是压力异常，或是常年熬夜，或是抽烟酗酒，有的甚至喜欢依赖安眠药、麻醉品。调查发现，患艾滋病和吸毒的人、2型糖尿病人掌上都有不止一条放纵线。

若放纵线弯弯曲曲地横穿过生命线（见图54），则说明不规律的生活使体力过度消耗，导致肾虚，最常见于性功能下降的人，这时需要通过补肾来治疗。

（2）与生俱来的放纵线。临床发现放纵线还和遗传有关，特别是有糖尿病家族史的人的手上常常会出现放纵线。由于这种放纵线是与生俱来的，所以尽管其生活饮食极有规律，这条放纵线也不会消失，因此放纵线又是糖尿病的遗传线。乾宫位上有1～3

条放纵线（见图55），并且十指指端的颜色红于掌色，无名指下的鲜红色压之不退，这些就是糖尿病患者的放纵线的特征。

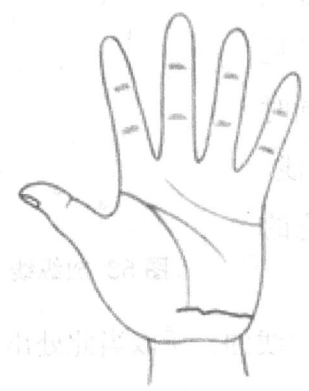
图54 提示肾虚的放纵线

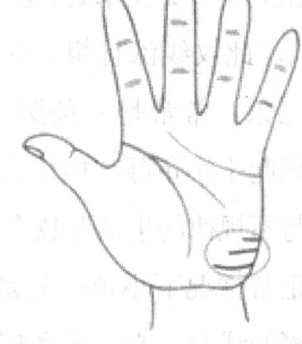
图55 易患糖尿病的放纵线

如果你在孩子的手上发现了放纵线，那么就该调查你的家族史，查一下家族中是否有人患过糖尿病。另外，从小就要告诉孩子注意预防糖尿病，切莫暴饮暴食，喝酒抽烟。

放纵线是一条很奇怪的线，是内分泌异常的表现。如果你确实在手上发现了放纵线，一定要立马调整。

（八）过敏线

1. 过敏线概述

过敏就是常说的变态反应。过敏线是变态反应在手掌上的一种表现。它是从食指与中指的指缝下缘向无名指与小指的指缝下缘连接的弧形线（见图56）。它既可以是一条完整的弧形线，也可以是一条断断续续的弧形线（见图57）。过敏线又称为"金星线"，命相学认为，过敏线出现在离宫位，离为火，其人性格焦虑、急躁、直爽，反应聪明敏感，喜爱四肢运动。中医认为，经络之气的运行属于上实下虚，上热下凉。这从某个层面揭示了不孕不育的成因。它的出现代表机体对有害物质代谢解毒能力下降。

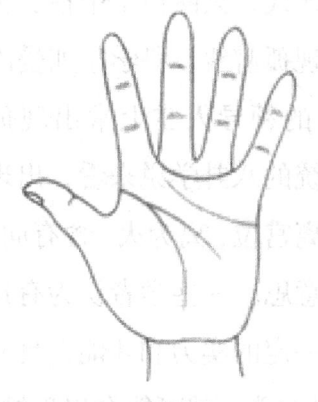
图 56 过敏线

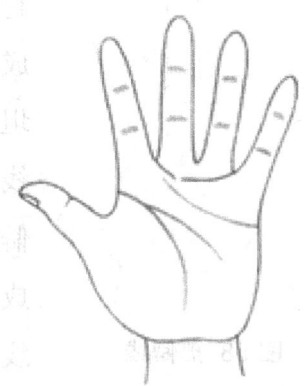
图 57 断断续续的过敏线

2.过敏线的病理提示

（1）过敏线与过敏反应的关系密切，若手上有多条过敏线出现，则提示肝脏免疫功能低下导致反复过敏。

（2）过敏线的出现多伴有对各种不同物质的过敏史。常见过敏源有生物性的（如螨虫、松毛虫）、药物性的（如花粉、蜂胶、青霉素等）、食物性的（如虾米、芒果等）等。

还有一种防不胜防的过敏源就是电磁辐射，磁过敏非常厉害，它不仅使人出现荨麻疹、瘙痒等皮肤症状，还会降低人的生育功能。所以，常坐在电脑前的男女的不孕不育率很高，电磁辐射就是其中的一个主要原因。

当你手上出现断断续续、多条浅浅的过敏线时，就要找出自己的过敏源，科学地生活，这样过敏线是完全可以被消除的。

（九）孤僻线

1.孤僻线概述

孤僻线又称"土星线"，在中指下形成的半月形弧线就是孤

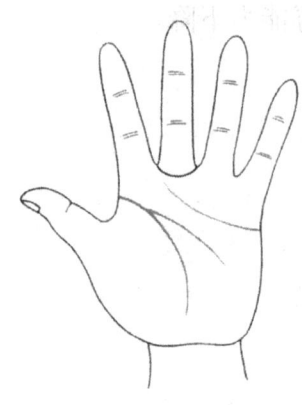

图58 孤僻线

僻线（见图58）。孤僻线和过敏线不同，它就是一个小弧线，只圈住了中指。很多成功者都会出现孤僻线。科学家如爱因斯坦及一些杰出的领导人掌上常出现孤僻线。从中国传统的八卦学说来看，出现孤僻线的位置是离宫位，离为火，含有向上、成功、位高的意思。一些学者认为有这条线的人确实有一定的实力和才能，且有凝聚力和号召力。但如果怀才不遇或孤芳自赏，就可能会出现妒嫉、固执、孤独、自闭等异常心理，甚或疾病。

2.孤僻线的病理提示

（1）这条线出现表示患者性格孤僻，心情压抑，如抑郁症患者的手上多会出现这条线。同时，这条线也反映了因情绪的改变而导致的肝气不疏，中医认为"肝开窍于目"，所以由此引起的视力不好或患慢性肝损害的人的手上多会出现这条线。

（2）在有些孩子的手上会出现不典型的孤僻线，就是还没有完全形成的孤僻线，还没有成为完全包裹中指的弧形（见图59）。这种不典型的孤僻线提示视力下降，所以一定要赶快保护孩子的视力。如果一旦形成了完整的孤僻线，近视就形成了。

（3）孤僻线伴有在感情线无名指下出现岛形样纹（见图60）时，提示近视眼与遗传有关。

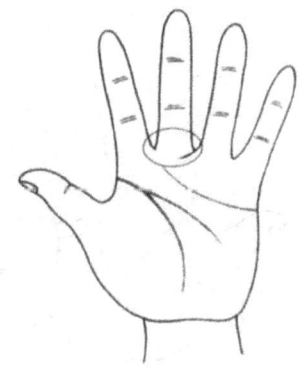 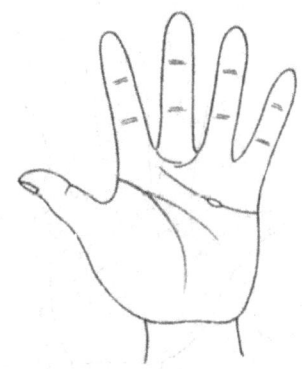

图 59 提示视力下降的孤僻线　　图 60 提示先天视力差的孤僻线

（十）性线

1. 性线概述

性线位于小指根部的外侧，多数人都拥有两三条，是几条短线，其长度不超过小指（见图61）。性线以深平练直、明晰不断、颜色浅红为佳。

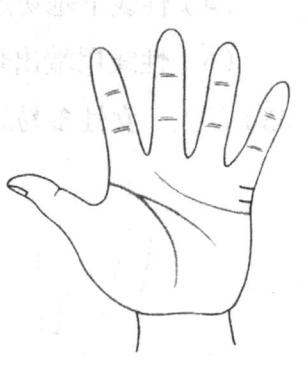

图 61 性线

2. 性线的生理反映

（1）反映生殖功能的状况，性线一般粗长为壮，细小为弱。

（2）反映泌尿系统的状况。

3. 性线的病理形态

（1）过短的性线（见图62）。女性与子宫发育不良、尿道感染有关系。男性会出现少精、无精而导致不育。

（2）过长的性线（见图63）。性线超过小指，伸向无名指下方，但不超过无名指的中线，也就是说性线还没有形成肝病线，这种情况表明患者肾虚，可能患有肾炎或前列腺炎，也表明其长期性生活不协调，所以需要补肾。

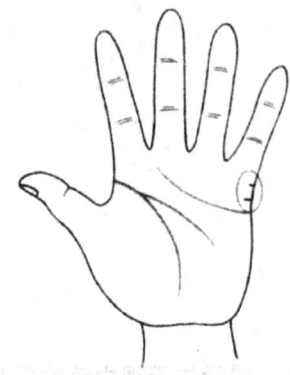
图62 过短的性线

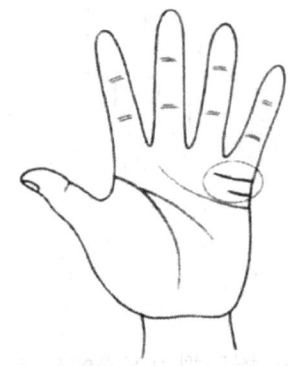
图63 过长的性线

（3）双掌都没有性线的人，生殖功能低下，或不孕不育。

（4）性线下垂切过感情线（见图64）的人提示肾虚。

（5）性线尾端出现岛形样纹、"川"字、"米"字状纹（见图65）的人，女性多易患尿路感染，男性则易患前列腺增生症。

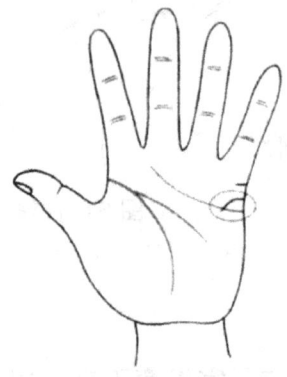
图64 提示肾虚的性线

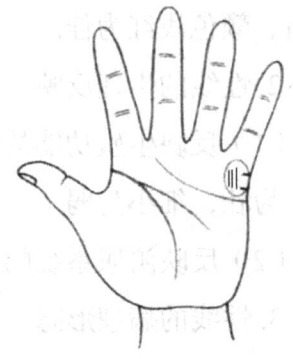
图65 提示尿路感染或前列腺增生的性线

（十一）肝病线

1.肝病线概述

肝病线起于感情线与小指根线的中部，斜行到无名指下的一条横线，也可以理解为是一条延长到中指边缘的性线（见图66）。

有肝病线的人多嗜酒，但一饮即醉，所以易患酒精中毒性肝硬化。因此肝病线又被称为"酒线"。肝病线是一条反映肝损害的线，手上有此线的人一般都得过肝炎。其性格常偏于以自我为中心，固执己见。

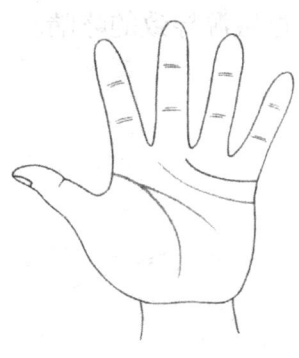

图66 肝病线

2. 肝病线的病理提示

（1）长期、大量使用抗生素的孩子的手上会出现一条很长的肝病线。很多家长动不动就让孩子输液，孩子一发烧就用抗生素。虽然孩子没有患上肝炎，但是整体抵抗力、肝脏解毒能力下降。

（2）吸毒的人及艾滋病患者的手上也会有肝病线，表明其肝脏受到了伤害。一旦发现手上出现了肝病线，首先要戒烟、戒酒，戒除依赖性的药物，避免损害肝脏的一切物质。

（3）接触放射性物质。长期坐在电脑前面人的手上也很容易出现这条肝病线。

3. 肝病线的形态

（1）深长的肝病线，反映肝脏的免疫功能已经下降。

（2）浅、断、隐约的肝病线，提示肝脏的解毒能力已经下降。

（3）与感情线相连的肝病线（见图67），它所表示的肝损害的意义就下降了，这种情况表示呼吸道的疾病导致了肝脏免疫功能的异常，如肺气肿、哮喘，特别是

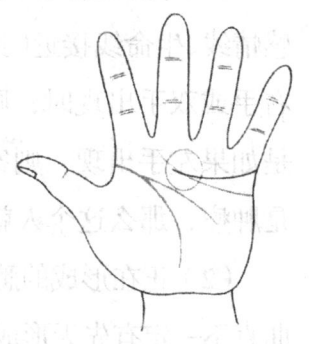

图67 与感情线相连的肝病线

过敏源导致的哮喘。

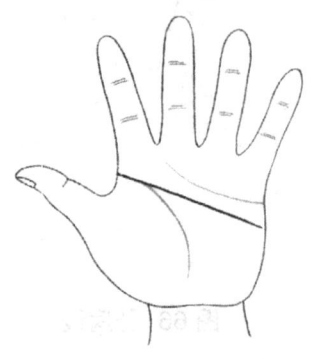

图68 悉尼线

（十二）悉尼线

1.悉尼线概述

悉尼线是智慧线的变异,当智慧线一直过分延伸至手掌尺侧边缘时就会形成悉尼线（见图68）。

在1970年,澳大利亚的研究者在悉尼的一批土著人的手上发现了这样的掌纹,因此得名。它主要反映免疫与肿瘤遗传方面的信息。

2.悉尼线的病理提示

（1）在肝癌、血液病、牛皮癣等患者手上,常可见到悉尼线。

（2）这条线和某些免疫功能疾病的遗传有关,如果家族里有肿瘤、牛皮癣、红斑狼疮、类风湿性关节炎等免疫系统疾病,往往在后代的手上会出现悉尼线。

3.悉尼线的形态

（1）先天生成的悉尼线。先天生成的悉尼线的深度、色泽与感情线、生命线接近(见图69),有此线出现,就不会再出现智慧线。右手或双手出现时,则表示这种家族遗传的概率已经很低了；但是如果左手出现,则家族病遗传的概率就很高。如果家族的疾病是肿瘤,那么这个人就是肿瘤的高危人群。

（2）正在形成的悉尼线。如果手上的悉尼线正在形成,其深浅、曲直不一定有先天形成的自然（见图70）,说明家族中有这种遗传,而你正在接近这个概率。

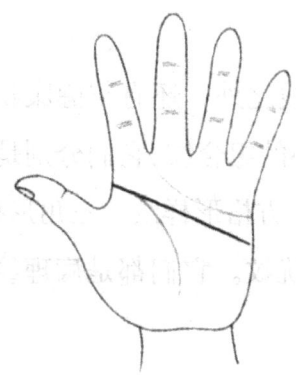 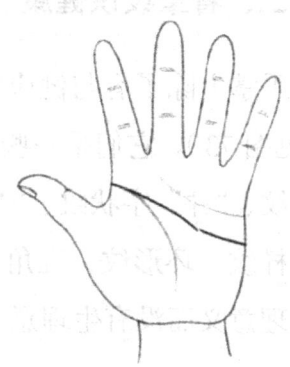

图 69　先天生成的悉尼线　　　　**图 70　正在形成的悉尼线**

（3）悉尼线上有岛形样纹。悉尼线有很多种形态，而在悉尼线上出现岛形样纹（见图 71）就有可能患肿瘤，所以一定要避免服用或者接触促癌或致癌物质。

（4）从小鱼际长出的干扰纹，随着体质的变化，慢慢连接到智慧线形成悉尼线（见图 72），这种连接而成的悉尼线仅仅表示免疫功能的异常。所以说手上有了悉尼线也不是都患有肿瘤，不必过分担心，还要具体情况具体分析。

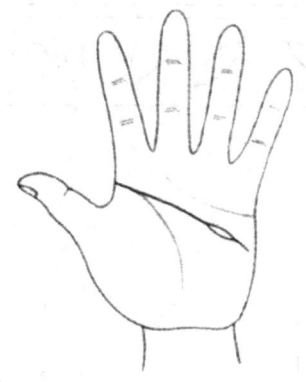 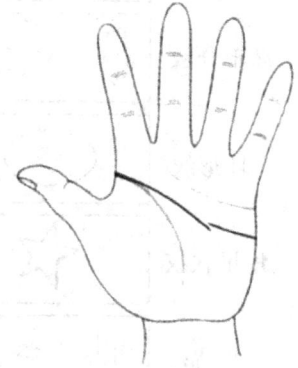

图 71　悉尼线上出现岛形样纹　　**图 72　由小鱼际长出的干扰线与智慧连接生成的悉尼线**

二、看掌纹识健康

手掌上除了有与健康密切相关的线之外，还有与健康相关的纹（见图73）。它们是一些杂乱的、细小的组合纹，它们分别是"十"字状纹、"井"字状纹、"米"字状纹、方格形样纹、三角形样纹、岛形样纹、环形纹、五角星状纹和干扰纹。它们都是病理纹，只有病理意义而没有生理意义。

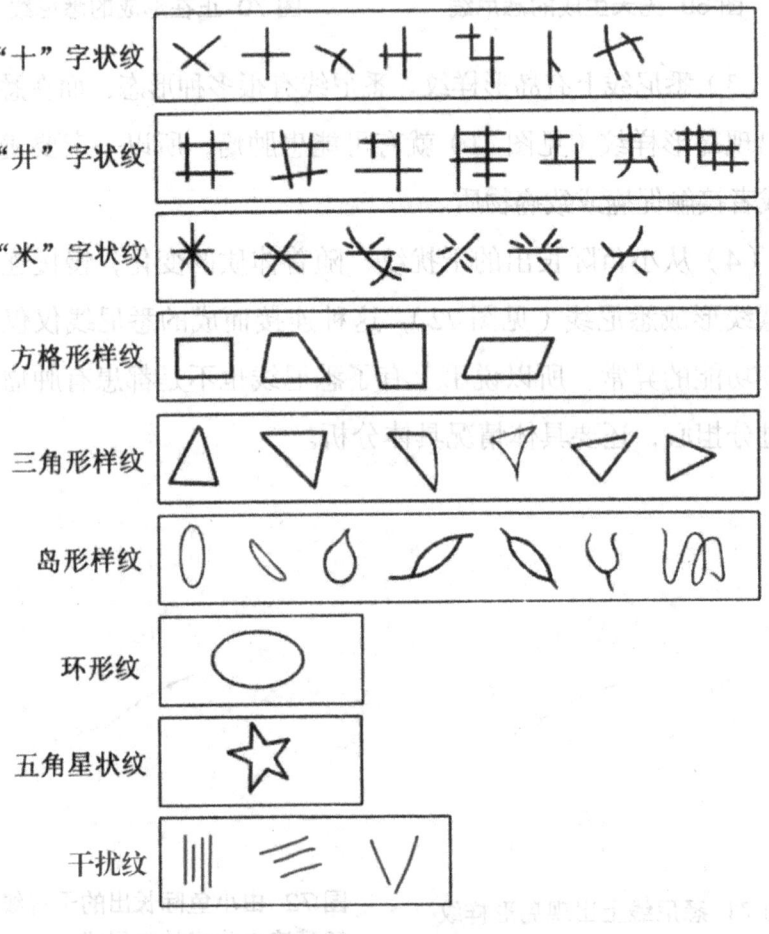

图73 常见病理纹

这些异常纹虽然都是病理纹，但并不是出现在所有的位置都有病理意义，而只是出现在特定的区域才具有病理意义。

这些纹相互之间在一定的条件下可以转换和变化。如"十"字状纹进一步发展时，就变成了"井"字状纹，再继续发展就变成"米"字状纹。又如方格形样纹可转化为三角形样纹……这种病理纹从简单到复杂的变化提示疾病由轻到重，从复杂退回简单则反映了疾病较好的预后及转归。

下面就其形态、出现的部位及所提示的疾病逐一介绍。

（一）"十"字状纹

1. "十"字状纹概述

由两条短线或一长一短组合而成，正"十"字状纹的含义比斜"十"字状纹大。"十"字状纹表明某脏器功能失调，某部位发生炎症，较之"米"字状纹，"十"字状纹预示病情较轻，且处于疾病早期，或提示病情好转，疾病将愈。

2. 此纹的病理意义

（1）反映某个脏器功能失调、透支、虚弱或身体某部位炎症。

（2）表示病情好转，疾病将愈。

（3）预示疾病早期状态。

（4）不同位置"十"字状纹病理提示（见图74）。

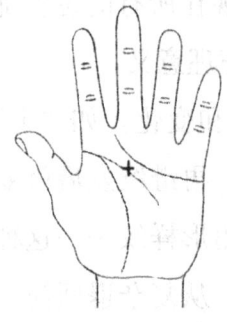
劳宫穴部位出现"十"字状纹,提示心律不齐。

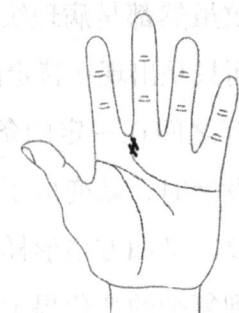
咽区出现"十"字状纹,提示咽炎。

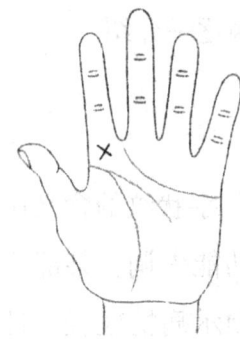
巽位出现"十"字状纹,提示胆囊炎。

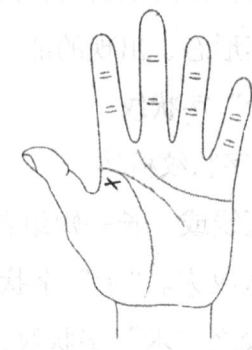
震位出现"十"字状纹,提示浅表性胃炎。

图74 "十"字状纹病理提示

(二)"井"字状纹

1."井"字状纹概述

由四条短线组成的四角形,这种纹发展下去会变成"米"字状纹或"井"、"米"字状纹同时存在。"井"字状纹一般与慢性炎症有关,它表明炎症时间长,但变化缓慢,不发生实质性的变化,如出现在胆区,提示有炎症,无结石。

2.此纹的病理意义

(1)提示慢性消耗性疾病或慢性炎症,炎症时间长,变化缓慢。

(2)判别脏器实质病变。

(3)不同位置"井"字状纹病理提示(见图75)。

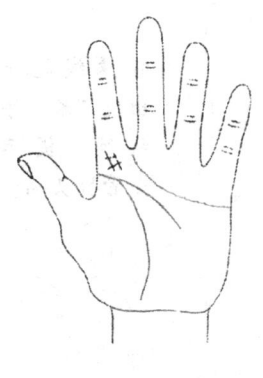 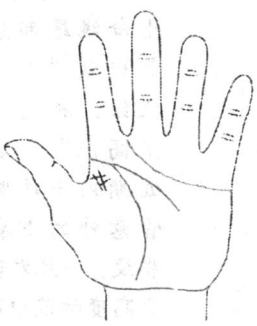
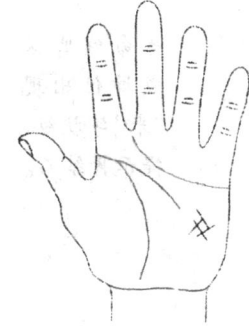 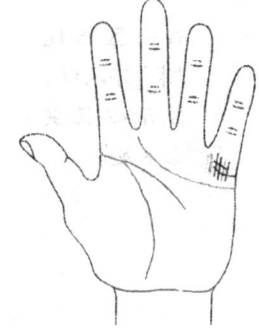

巽位出现"井"字状纹，提示胆囊炎。

震位出现"井"字状纹，提示慢性胃炎。

肠区出现"井"字状纹，提示肠道功能紊乱。

坤位出现"井"字状纹，女性提示泌尿道感染，男性常见急性前列腺炎。

图 75 "井"字状纹病理提示

（三）"米"字状纹

1. "米"字状纹概述

多由三四条短纹组成"米"字状纹或"米"字状纹变形。"米"字状纹表明某脏器存在气滞血瘀现象，出现在胆区，预示着胆结石，出现在心区，预示将发生心绞痛，并表明病程长，病情较重。

2. 此纹的病理意义

（1）表示气滞血瘀，形成结节，甚至结石，病情较重。

（2）不同位置"米"字状纹病理提示（见图76）。

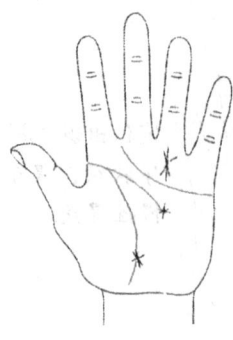心一区、智慧线、生命线尾部分别都出现"米"字状纹,称为"三星高照",这是近期内出现脑血管意外的重要警告纹,一旦发现,要高度防范中风。

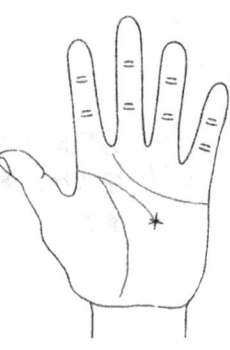智慧线尾端出现"米"字状纹,提示血管性头痛。

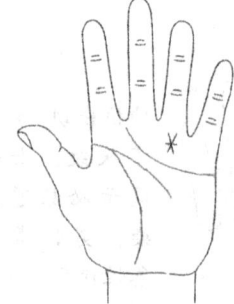心一区出现"米"字状纹,提示心肌供血不足。

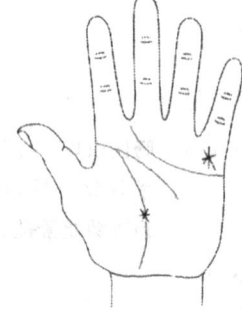生命线肾区或坤位出现"米"字状纹,提示肾结石。

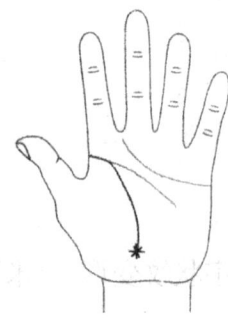"米"字状纹出现在生命线的尾部,并终结生命线,要预防猝死。

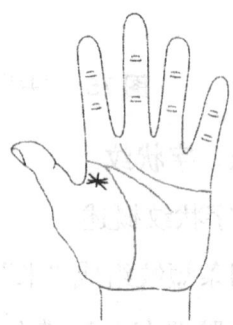"米"字状纹出现在震位,提示有胃溃疡。

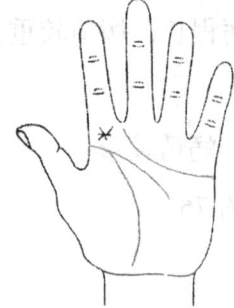"米"字状纹出现在巽位,提示有胆结石。

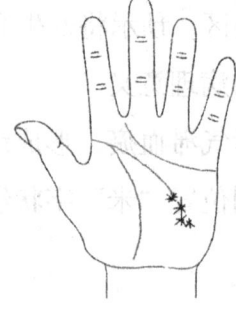多个"米"字状纹出现在肠区,提示肠道有感染或糜烂有出血点。

图76 "米"字状纹病理提示

（四）五角星形样纹

1. 五角星形样纹概述

由多条或多条以上的褶纹交叉组成五角星形样纹。这种纹较少见。五角星形样纹出现在生命线或智慧线上，多提示易患突发性疾病，或癫狂和脑伤，或缺血型脑血管意外病变。一般多于四五十岁时出现偏瘫的比率极高。但预后情况较好，死亡率低。

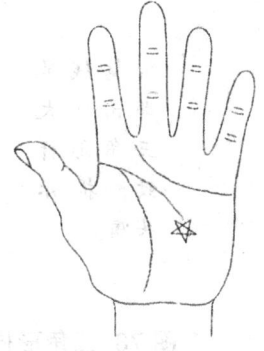

手掌上出现五角星形样纹，提示预防脑血管意外导致中风。

图77 五角星形样纹病理提示

2. 此纹的病理意义

出现此纹路时要谨防缺血型脑血管意外（见图77）。

（五）三角形样纹

1. 三角形样纹概述

由两条或三条短线与主线相交而成。三角形样纹表明存在冠心病隐患。它说明的病情比"米"字状纹轻，比"十"字状纹重，有向"米"字状纹发展的趋势。

2. 此纹的病理意义

（1）代表冠心病隐患等。

（2）提示疾病变化趋势。

（3）不同位置三角形样纹病理提示（见图78）。

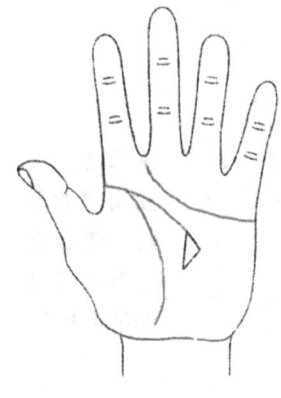 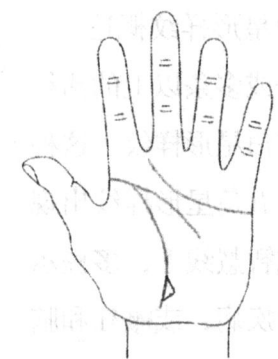

智慧线尾部出现大三角形样纹,提示头痛。

生命线尾端出现三角形样纹,提示预防隐性冠心病。

图78 三角形样纹病理提示

(六)方格形样纹

1. 方格形样纹概述

由四条短线组成长方形或正方形的纹理。方格形样纹为各种疤痕(手术、外伤等诸因所致)的掌纹表现。

2. 此纹的病理意义

(1)提示肺部留下了钙化点,或有脑震荡史,或外伤引起的腹膜粘连。

(2)显示病情稳定。

(3)不同位置方格形样纹病理提示(见图79)。

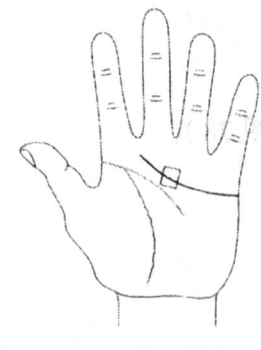 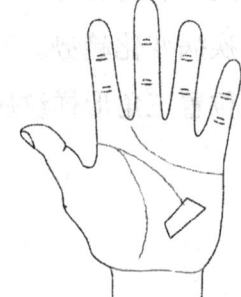

中指与无名指下的感情线出现方格形样纹,提示肺部钙化点。

智慧线尾端出现方格形样纹,提示腹部手术或腹膜粘连。

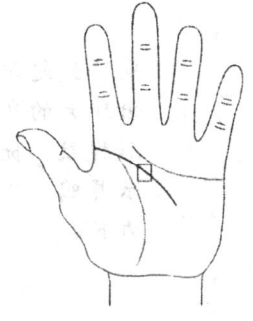 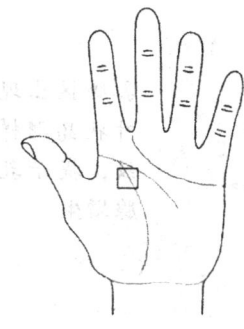

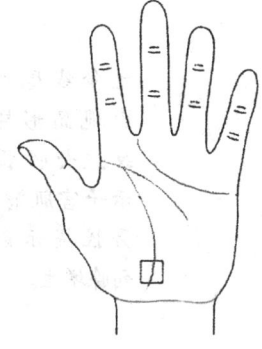

图 79 方格形样纹病理提示

（七）岛形样纹

1.岛形样纹概述

岛形样纹的生成与体内细胞的过度增生有关，也与肿瘤的生长有关。尤其是生长在感情线、智慧线、生命线上的岛形样纹，意义就更大。根据岛形样纹出现的位置，可以判断细胞的增生发生在哪个脏腑上。岛形样纹一般不会独立出现，往往伴有"十"字、"米"字状纹或数个岛形样纹连在一起。

2.此纹的病理意义

（1）提示肿瘤或增生。

（2）过大岛形样纹只提示某脏腑虚弱。

（3）不同位置岛形样纹病理提示（见图80）。

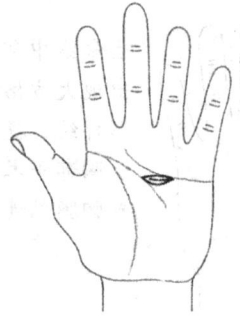 乳腺区出现叶状岛形样纹，提示乳腺增生。

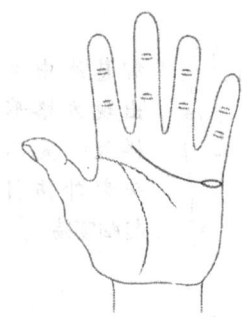 感情线起端出现大的岛形样纹，提示耳鸣、听力下降。

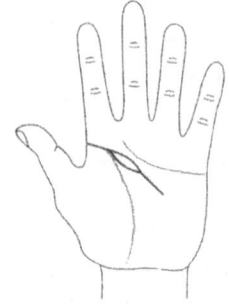 智慧线中部有岛形样纹，提示眩晕症或美尼尔氏综合症。

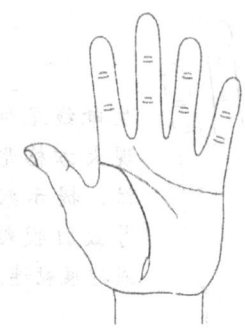 生命线尾端出现岛形样纹，女性提示子宫肌瘤，男性提示前列腺增生。

图 80 岛形样纹病理提示

（八）环形样纹

1. 环形样纹概述

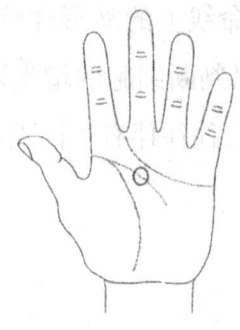 环形样纹与软物（如足球、捆扎的布草等）撞击所引起的外伤有关。

掌纹如环，其环心中多另有杂纹，需从总体观看才能发现。属于少见纹种。环形样纹与软物撞击的外伤有关，受到较重外伤一般可在掌上留下环形样纹。

2. 此纹的病理意义

反映与软物撞击的外伤有关（见图81）。

图 81 反映软物撞击的环形样纹

（九）干扰纹

1. 干扰纹概述

干扰纹是所有横切各主线或辅线上的不正常、不规律、长短不一的细线。它对其他掌纹及疾病的正常恢复有干扰或阻碍作用，因此又称阻力纹。它出现的位置不固定，但出现在三条主线上，对于身体健康干扰最大。新生的细小的干扰纹，多提示身体近期一直处于疲劳状态或心情不稳定，精神压力大。但它成为"井"字、"米"字、"十"字状纹的组合基础时，则需要具体分析。

2. 此纹的病理意义

（1）提示精神压力或过度疲劳。

（2）观察它的"沉浮消长"，可判断疾病的"急缓进退"。

（3）不同位置干扰纹病理提示（见图82）。

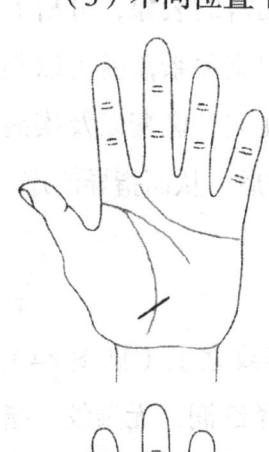
深长的干扰纹切过生命线，提示相应年龄区域预防重大疾病发生。

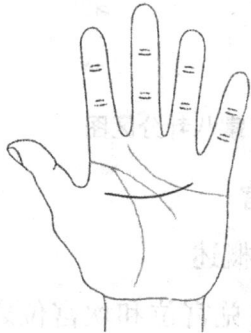
出现2～3厘米长的干扰纹切过感情线、智慧线、生命线三条主线，提示有慢性消耗性疾病侵犯着身体。

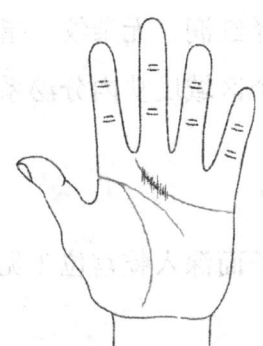
有多条干扰纹切过感情线，提示慢性支气管炎。

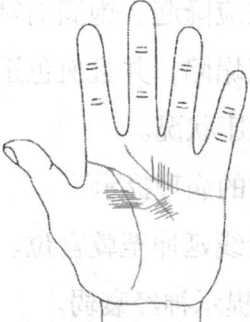
手上突然出现大量的干扰纹，提示近期常有饮食不规律、熬夜或工作压力较大的情况。

图82 干扰纹病理提示

此外，还有一些与健康相关的特殊掌纹，如川字纹、断掌纹、鸡爪纹等，已在前面"智慧线的异常形态"中阐述，不再多赘。

三、看九宫识健康

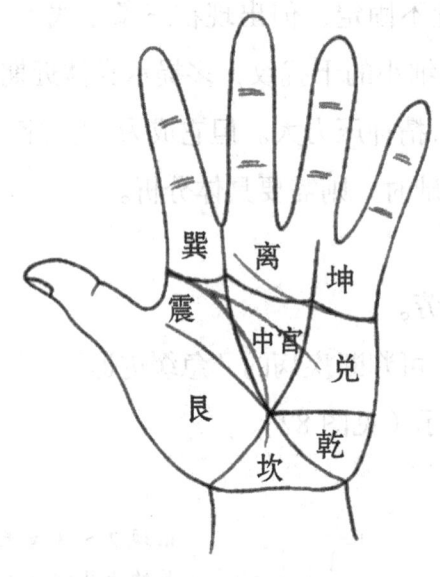

图83 手掌八卦分区图

自古我国就有根据八卦属性与五行（金、木、水、火、土）相对应关系来观察人体健康的做法，八卦各个卦符均为一区，乾、坎、艮、震、巽、离、坤、兑八区，加上掌心中宫（又称明堂）共九区（见图83）。通过观察八卦九宫的表象，分析五行的相生相克关系，就可以判断脏腑的虚实、盛衰以及疾病的进退及预后，从而指导治疗。

（一）乾宫

1. 乾宫位概述

乾宫位在兑宫位和坎宫位之间，手腕横纹之上（见图84）。健康的乾宫位应隆起、饱满而富有弹性，色泽红润，无杂纹，指压后不会出现塌陷，并且血色迅速恢复。这个区域反映内分泌系统和大肠的健康状况。

2. 乾宫位的病理提示

（1）智慧线延伸至乾宫位。若智慧线过长而深入乾宫位（见图85），则多提示神经衰弱。

（2）乾宫位出现放纵线。如果乾宫位出现了一种不是从智慧线发出的，而是从小鱼际的外缘向生命线生长的横纹，即放纵线（见图86），手上有这种横线，提示其有糖尿病的家族史；如果同时出现拇指头大小，边缘不清的泛红斑块，提示患2型糖尿病。

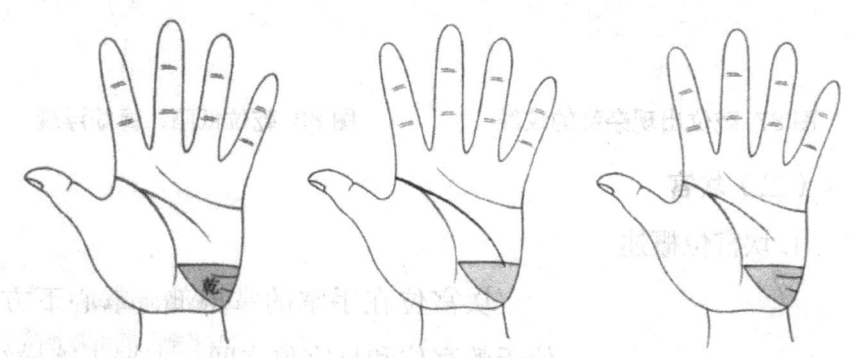

图84 手掌乾位图　　图85 智慧线延伸至乾位　　图86 乾位出现放纵线

（3）乾宫位出现杂乱的纹线。如果乾宫位上出现了杂乱的纹线（见图87），并且皮肤干枯、色泽青黄而暗，则提示七情郁结、内分泌紊乱、神疲气短。

（4）乾宫位低陷，青筋浮现。乾宫位低陷、筋浮骨露（见图88），皮肤色泽枯白，这种现象表示气血运行功能衰弱，常见于重病、久病、生命垂危的人的手上。

（5）乾宫位出现斑点。乾宫位中间部位出现斑点，反映阑尾疾患。

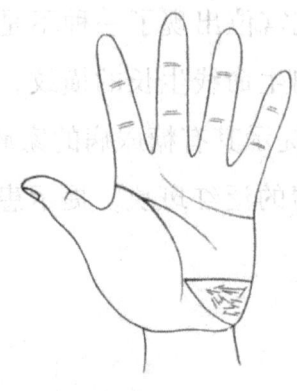
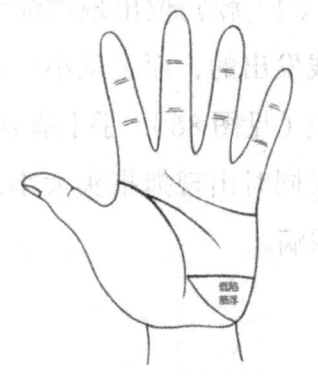

图 87 乾位出现杂乱的纹线   **图 88 乾位低陷、青筋浮现**

（二）坎宫

1. 坎宫位概述

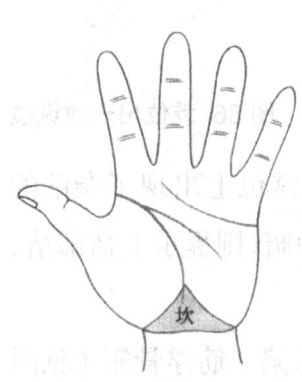

坎宫位在手掌的掌根部，掌心下方，位于乾宫位和艮宫位之间，占据了腕横纹以上的大部分区域（见图89）。正常坎宫位应隆起而肉软，色泽红润光滑。反映心血管、泌尿、生殖系统的功能状况。

2. 坎宫位的病理提示

（1）坎宫位有"米"字状纹。如果在

图 89 手掌坎位图   坎宫位上出现了"米"字状纹（见图90），则提示要预防心绞痛，特别是当此处的"米"字状纹与智慧线尾端的"米"字状纹、离宫位的"米"字状纹相呼应时，要特别注意预防猝死的发生。

（2）坎宫位有岛形样纹。与事业线衔接的大的岛形样纹（见图91）提示腹部胀气。与生命线的边缘相连的小的岛形样纹（见图92），多提示生殖系统的肿瘤或炎性增生。女性要考虑子宫肌瘤、输卵管炎症、卵巢囊肿等，男性应考虑前列腺肥大、增生、肿瘤等。另外，患有直肠部的息肉或肿瘤等症时，也会在坎宫位上出现岛形样纹。

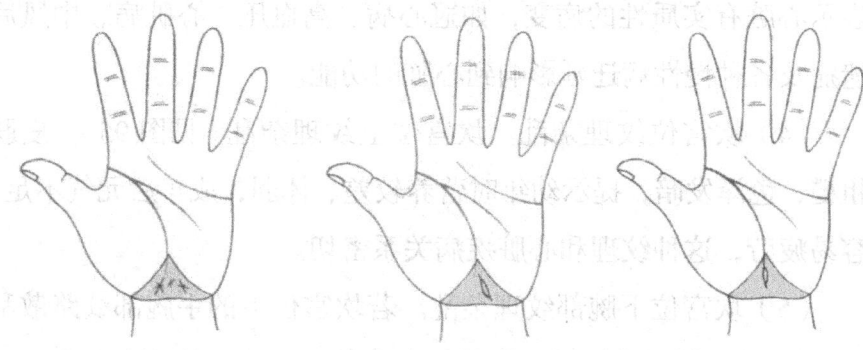

图90 坎位出现"米"字状纹　　图91 坎位上的大的岛形样纹　　图92 坎位上的小的岛形样纹

（3）坎宫位有三角形样纹。坎宫位上大的三角形样纹（见图93）表示年轻时即有心肌供血不足的现象。若在年轻人的手上发现了这样的纹线，则要提醒他及早预防老年时发生冠心病。坎宫位上多个套叠的小三角形样纹没有太多的临床病理意义，仅表示幼年缺钙或老年体弱多病。

坎宫位上出现附着在生命线上的三角形样纹（见图94），应作为预示疾病的纹线来看待。有些小孩子的手上就有这样的纹线，预示其将来有患冠心病的可能，从小就应积极预防保健。

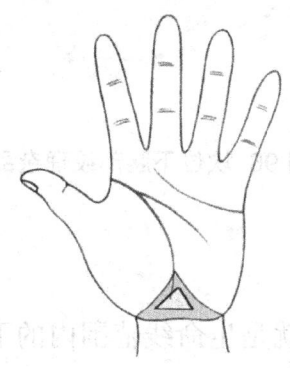 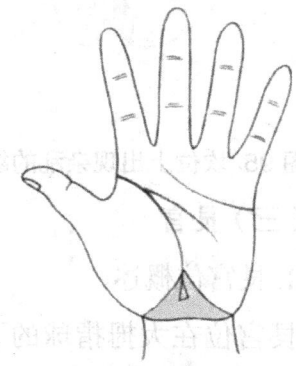

图93 坎位上大的三角形样纹　　图94 坎位上附着在生命线上的三角形样纹

坎宫位上独立的三角形样纹则具有重要的临床病理意义，其表示心脏有实质性的病变，如冠心病、高血压、心脏病、中风后遗症及各种慢性病迁延影响到心脏的功能。

（4）坎宫位纹理杂乱。坎宫位上纹理杂乱（见图95），皮肤粗糙，色泽发暗，提示幼年时营养较差、体弱，成年后元气不足，容易疲劳，这种纹理和心脏疾病关系密切。

（5）坎宫位下腕部纹理杂乱。若坎宫位下的手腕部纹路散乱（见图96）、断裂或浅浮、细弱、弯曲甚至呈三角状冲向掌部或坎宫位有异常斑点，则提示肾虚。女性多提示不孕症、习惯性流产、性冷淡等；男性多提示性功能减退、肾虚、早泄、不育症等。

（6）坎宫位低陷、青筋浮起。坎宫位青筋浮起、低陷、薄而无肉，多出现在重病、大病、久病后体质不能恢复的人的手上。

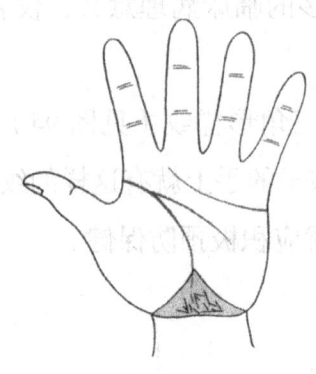 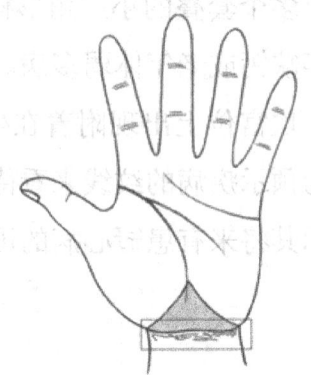

图95 坎位上出现杂乱的纹理　　图96 坎位下腕部纹理杂乱

（三）艮宫

1.艮宫位概述

艮宫位在大拇指球的下半部，也就是生命线范围内的下部，坎宫位和震宫位之间（见图97），这个区域主要反映脾胃的消化吸收功能。健康的艮宫位，其隆起要和小鱼际相称，肌肉要饱满富有弹性，指压后的凹陷能恢复迅速，肤色润泽，没有青筋。

2. 艮宫位的病理提示

（1）艮宫位过低。如果艮宫位低于小鱼际，则表示体质虚弱、久病不愈。如果松软塌陷，指压的凹陷弹回无力，表示心脏功能受到了损害，心肌严重缺血。

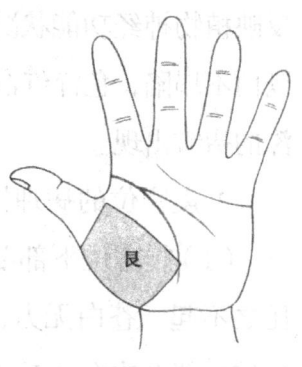

图 97 手掌艮位图

（2）艮宫位纹理散乱。若艮宫位的纹理散乱、皮肤粗糙，且有椭圆形的暗色呈现，并且暗色明显，则说明脾胃功能不佳，此时正患胃病。

（3）艮宫位出现"十"字或"井"字状纹。艮宫位斜向生命线的手纹上若有短小的线穿过，形成"十"字或"井"字状纹（见图98），并有青筋浮露，颜色苍白青黄，压之肌肉松软无弹性，则提示患有慢性消化性疾病，甚至正在恶化。同时这种人容易腰膝酸软，湿重疲倦。

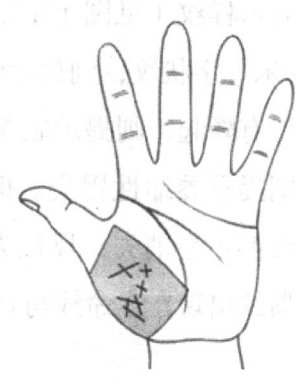

图 98 艮位出现"十"字状纹或"井"字状纹

（四）震宫

1. 震宫位概述

震宫位在手掌拇指侧大鱼际的上半部，也就是生命线包裹范围的上部，艮宫位的上方，巽宫位的下面（见图99）。震宫位主要

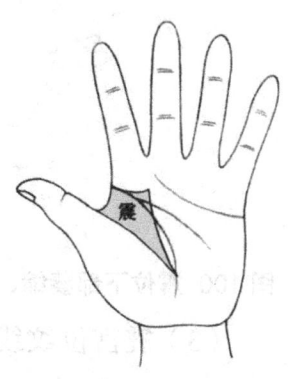

图 99 手掌震位图

反映植物神经功能状况及消化系统功能状况。健康的震宫位应该饱满而不塌陷，色泽红润，富有弹性，在拇指关节活动时震宫位没有深的褶皱出现。

2.震宫位的病理提示

（1）震宫位下部萎缩、纹理细乱。如果震宫位下部萎缩、松软、压之不起、苍白无力，并有许多细乱的纹理（见图100），则提示生殖功能及内分泌功能失调。

（2）震宫位上部出现岛形样纹。震宫位的上部出现了树叶状岛形样纹（见图101），常常提示慢性胃炎。如果岛形样纹上还有"米"字状纹，则提示慢性胃炎伴有溃疡；如果出现岛形样纹的部位有隆起，则提示肥厚性胃炎；如果出现岛形样纹的部位有塌陷，则提示萎缩性胃炎。但无论是哪一种类型的胃炎，治愈后岛形样纹都不会消失，反被方格形样纹框起，这就表示病情稳定。如果岛纹出现在生命线与智慧线的夹角区域，则提示肝脏肿瘤或增生。

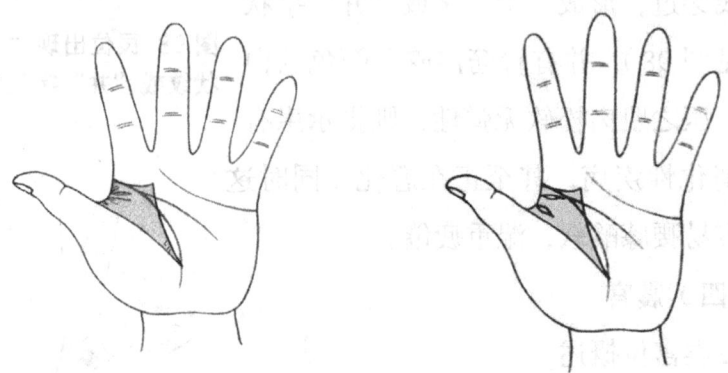

图100 震位下部萎缩、纹理细乱　　图101 震位上部出现树叶状岛形样纹

（3）震宫位纹线散乱。震宫位纹线散乱不整，并且多毛状、交叉或有星纹，反映精神紧张、生活失调，易患神经官能症。

（五）巽宫

1.巽宫位概述

巽宫位在食指下方，震宫位之上（见图102），反映肝胆的功能。健康的巽宫位应微微隆起，肌肤表面呈肉红色，表示肝胆的功能正常。

2.巽宫位的病理提示

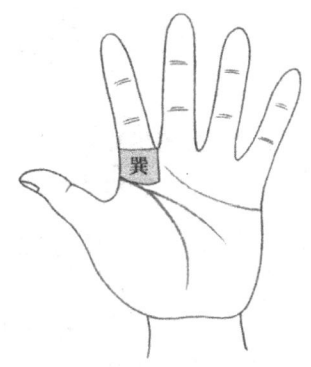

图102 手掌巽位图

（1）巽宫位隆起过高。如果巽宫位过分隆起（见图103），提示血脂、血压偏高，肝脏对物质的代谢降低，特别是对脂肪的代谢机能降低。

（2）巽宫位出现异常纹或塌陷松软。巽宫位纹理杂乱，并形成"十"字和"井"字状纹（见图104），主要提示炎症，如胆囊炎、胆管炎。巽宫位出现"米"字状纹（见图105），提示胆囊内有结石形成或胆囊内有息肉形成。

巽宫位出现塌陷松软、黄白夹杂（见图106），提示胆管系统的功能严重受损，常见于病情较重的慢性胆囊炎、胆结石、胆囊息肉或胆囊癌等。

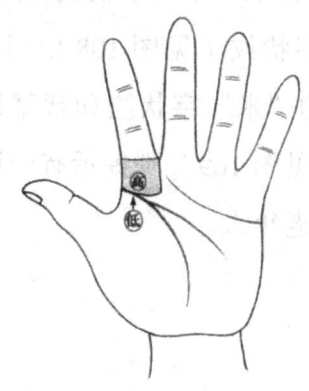

图103 巽位隆起过高

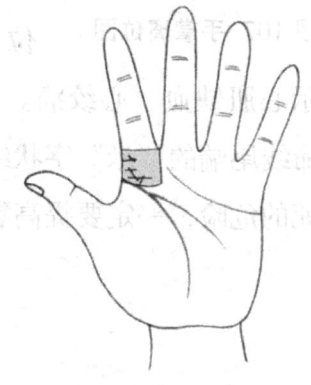

图104 巽位出现"十"字状纹

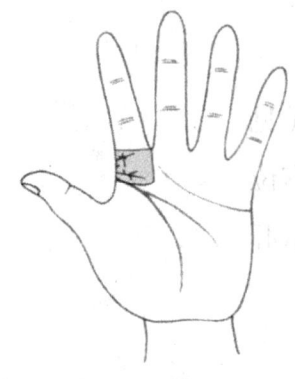
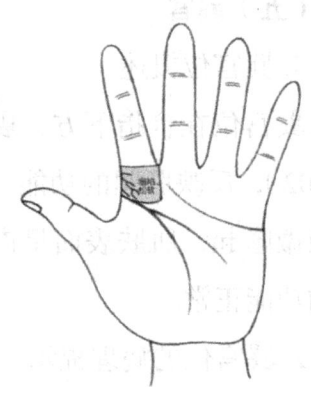

图105 巽位出现"米"字状纹　　图106 巽位塌陷松软

（六）离宫

1.离宫位概述

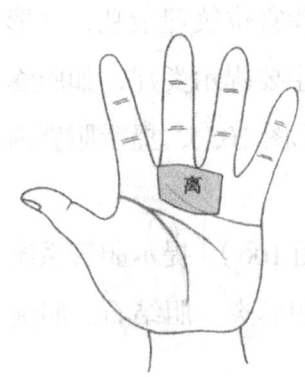

图107 手掌离位图

离宫位在中指与无名指下方，巽宫位和坤宫位之间，中宫位之上（见图107）。这个区域主要反映心脏、血液循环和视力等的状况，健康的离宫位应该隆起、高耸，没有杂乱纹线，色泽红润。

2.离宫位的病理提示

（1）离宫位出现"米"字状纹。离宫位出现"米"字状纹（见图108），主要提示心肌缺血、心绞痛。如果离宫位的"米"字状纹和智慧线、生命线尾端的"米"字状纹遥相呼应（见图109），则提示有中风、猝死的危险，一定要提高警惕，尤其是老年人。

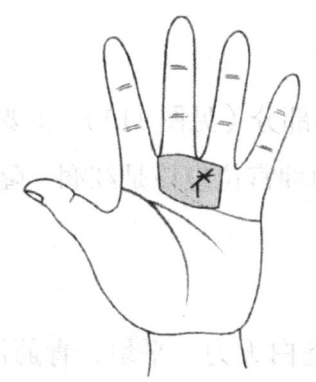 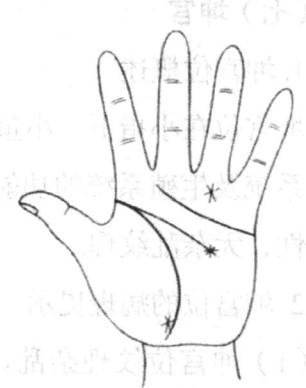

图 108 离位出现"米"字状纹　　图 109 离位与智慧线、生命线尾端均出现"米"字状纹

（2）离宫位出现岛形样纹。离宫位下方的感情线上出现岛形样纹提示视力方面的改变，出现小的岛形样纹（见图 110）病理意义大。

（3）离宫位过度隆起。离宫位在中指和无名指之间的部位上出现隆起（见图 111），表示血脂高，如果配合上无名指与小指间的隆起，病理提示准确率更高。

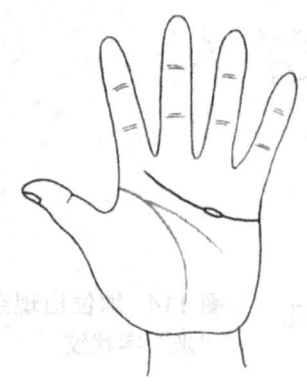 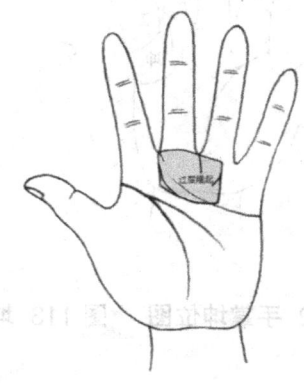

图 110 离位下的感情线上出现小的岛形样　　图 111 中指和无名指间的离位隆起

（七）坤宫

1. 坤宫位概述

坤宫位在小指下，小鱼际的上半部分（见图112），主要反映泌尿系统及生殖系统的功能。健康的坤宫位应该是红润、隆起而有弹性，无杂乱纹理。

2. 坤宫位的病理提示

（1）坤宫位纹理杂乱。坤宫位苍白无力、平坦、青筋浮起、布满杂乱的纹理（见图113），提示腹部的脏器功能虚弱，泌尿生殖系统有慢性炎症，如膀胱炎、肾结石、慢性尿道感染。女性易患宫寒不孕、性冷淡、慢性盆腔炎；男性易患不育症、阳痿、早泄、前列腺炎等。

（2）坤宫位出现"米"字状纹。坤宫位出现大量杂乱的"米"字状纹（见图114），并且宫色青黄，多为性病。如果宫色淡红，多为普通炎症。

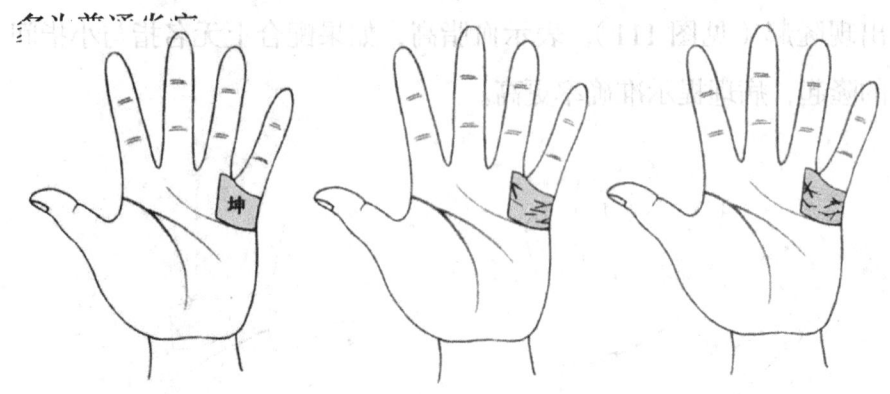

图112 手掌坤位图　图113 坤位纹理杂乱　图114 坤位出现杂乱的"米"字状纹

（八）兑宫

1. 兑宫位概述

兑宫位在小鱼际的上半部，坤宫位的下面，乾宫位的上面，靠

第二篇 看手识健康

近掌侧处（见图 115）。此处是肺与大肠的反映区，若大肠功能健运，则兑宫位光洁隆起、纹路清晰、色泽红润，其高度应与艮宫位相平。

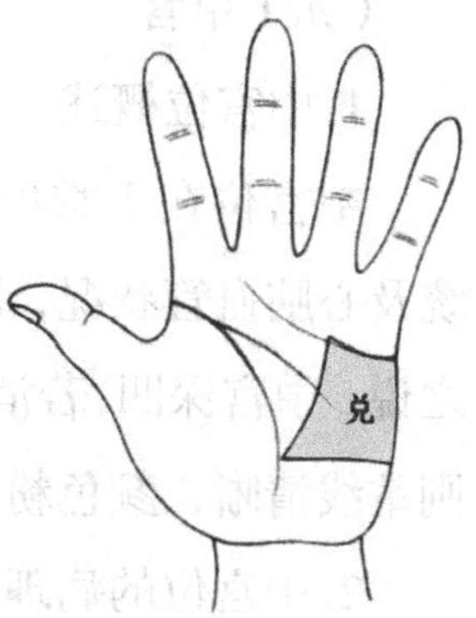

2. 兑宫位的病理提示

（1）兑宫位纹理杂乱。兑宫位最常出现的一些杂乱纹线是多条平行的干扰纹、"十"字状纹和方格形样纹等。出现这些纹理主要提示肠道的吸收、排泄功能出了状况，会出现大便异常的现象，还会因为肠道的异常导致全身的其他不适症状，如头痛、头昏、腹胀、腹痛等。

图 115 手掌兑位图

（2）兑宫位出现"米"字状纹。兑宫位出现"米"字状纹（见图 116），提示肠道功能异常。在腹部手术引起肠粘连时，兑宫位会出现被方格形样纹框住的"米"字状纹。

（3）兑宫位出现岛形样纹。如果兑宫位出现了岛形样纹（见图 117），则要考虑肿瘤了。这时的肿瘤不一定在肠道，可以是腹部其他脏器的肿瘤，也可以是肺部肿瘤。

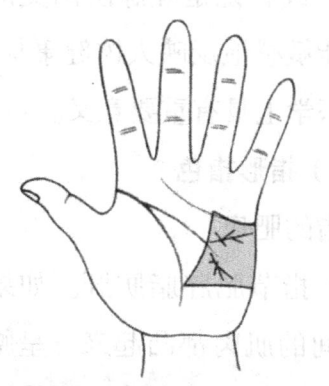

图 116 兑位出现"米"字状纹

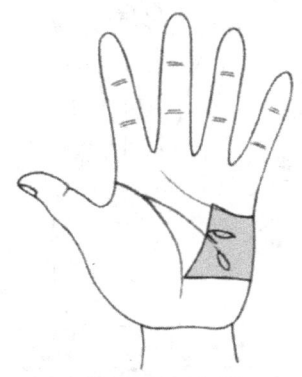

图 117 兑位出现岛形样纹

（九）中宫

1. 中宫位概述

中宫位在手掌中心，八宫中央（见图83）。主要反映消化系统及心脑血管状况，所以有"中央深处号中宫，色似黯黑定灾殃"之说。中宫深凹，若消化功能良好，心情愉快，情绪稳定，身体健康，则掌线清晰，颜色粉红有光泽，无杂乱纹理。

2. 中宫位的病理提示

（1）中宫纹理散乱。如中宫纹线杂乱，多有七情困扰，常因忧郁失眠，身体虚弱。如在智慧线出现正"十"字状纹，提示心律不齐；如在智慧线出现"米"字状纹，提示有头痛。

（2）中宫潮红、苍白或青暗。中宫潮红则虚火上升，多见于植物神经功能失调或慢性消耗性疾病。中宫寒冷，干枯苍白，多见脾胃虚寒，消化吸收不良，容易便溏腹胀。中宫青暗，提示肠胃病发作。中宫发暗，青筋浮露，提示有严重心脑血管疾患。

四、看手指识健康

手指是人体上肢的末端（见图118），是神经血管分布较丰富的地方，或者说是经脉阴阳交汇的地方，能敏感地反映人体健康状况，在临床医学上具有重要意义。

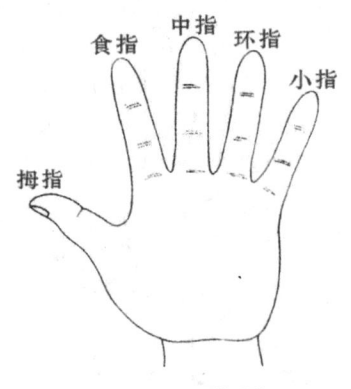

图118 手指图

（一）指形指色

1. 指的肥瘦

（1）指节肥胖脂肪肝。如果每个指节间的肌肉都凸起来，呈腰鼓形，显得非常饱满，往往是体内脂肪过多而容易发生脂肪肝的症状。

（2）指节瘦弱吸收差。如果手指瘦弱如竹节形，尤其是五指并拢时手指间空隙较大者成为漏空指。提示多因脾胃虚弱，常年吸收不好又神经衰弱而致。民间流传漏空指为漏财手，主要因为体弱多病而不断耗用了钱财和因精力不足而失去了很多挣钱机会而得名。

2. 指的长短

（1）指短掌长爱动手。指短掌长是个劳力者，不靠运气，凡事需亲力亲为，脚踏实地，力不到不为财，体质一般较为强壮。

（2）手指纤长爱动脑。手指纤长的人是个脑力者，多从事艺术工作和脑力工作，幻想能力强，生活多姿多彩，但往往体质较弱，容易神经衰弱。

3. 指的软硬

（1）手指柔软心思多。"指弯心思弯"，手指较细长柔软，特别是拇指关节柔软，其指端能向后弯的人，做事懂得变通，性格随遇而安，善交际，口才好，应变能力强。但容易无主见，身体比较瘦弱。

（2）手指硬直性格爽。"指直人直"，是指拇指特别硬直的人，言直性爽，自信，坚定，执着，说到做到，行动力强，身体比较强壮。但容易冲动，比较固执。

4. 指的气色

（1）指端苍白血气差。指端苍白多为血寒体虚，气血不足，多见手足怕冷、身体瘦弱或有慢性消耗性疾病。

（2）指端瘀红易疲劳。指端瘀红是气血运行不畅，微循环障碍，多见于疲劳过度。

（3）指端紫暗防出事。多为气血郁滞、堵塞不通，多出现危象。如果全掌晦暗无光泽，全手干瘦如老腊肉状，则容易发生肿瘤。

（二）五指略述

1. 拇指

大拇指以粗大壮健，指节长度平均为佳。拇指为太阴经所过。拇指粗壮为吸收能力、免疫功能都比较强的人。观察大拇指，可以观察人体的整体素质的强弱。

拇指硬直的人有耐力，性格很强，能专心一致努力达到目的为止。拇指太硬直的人则火气大，甚至固执己见，不顾别人的感受。

拇指柔软的人，做事懂得变通、随遇而安。大拇指过于扁平薄弱的人则体质较差，容易疲劳，办事缺乏韧性；若再有弯曲现象的人，不但消化能力弱，还容易失眠多梦，神经衰弱。

由于大拇指为太阴经所过，为多气多血之经，人体气血是否充足，抵抗能力是否强壮，按压大拇指就可以检查身体气血的这一状况。方法是用力按下拇指腹3秒，如果肌肉弹性恢复凸起比较快，则表示气血旺盛。如果拇指腹弹性恢复比较慢，有凹陷，则表示气血精力衰退。男士性生活往往力不从心，容易早泄，甚或阳痿；女士容易性冷淡，甚或容易发生妇科疾病等。同时，拇指下的大鱼际肌肉是否有弹性，往往可以提示心肌的状况。若心肌劳损、心气不足、容易疲劳乏力之人，按压大鱼际肌肉，弹性恢复往往很慢。总之，肌肉弹性恢复越快表示气血越足，反之肌肉弹性恢复很慢，则表示气血不足。

按压相对应的手掌反射区3秒后，如果部位凹陷，则相对应的脏腑功能下降、气血不足，甚至发生疾病。许多身体虚弱，肌肉凹陷气血不足的这种手掌特别明显，老人一旦大肉消瘦，弹起无力，生命就快"日薄西山"。

拇指指掌关节缝是冠状动脉的反射区。如果拇指指掌关节缝的纹理很乱，则说明容易早期发生心脏疾病，如心烦、心闷、心律不齐等症状。

如果拇指指掌关节缝出现青筋（静脉曲张凸起），则说明容易发生冠心病、冠状动脉硬化等症状。

拇指近掌节比较瘦弱、上粗下细者，吸收力比较差，一般身体都比较瘦弱，这种指型多数都属于怎么吃都不会肥的人。下粗上细者，吸收能力就特别强，所谓喝水都容易肥就是这种人。

如果拇指近掌节中还有横纹者，横纹表示阻力，反映人体的吸收功能差，瘦人多见此纹。总之，指节间的横纹越多，障碍越大，其功能就越差。

如果其他手指节这种横纹多的人，思维能力强，但容易反映头部问题，特别容易失眠多梦、易醒、难入睡和神经衰弱。而手指节横纹少的人，天生就好睡。

2. 食指

食指应圆润强壮，三个指节长短均匀。食指为大肠经所过，反映消化系统的状况。

如果食指瘦弱，提示消化功能较差、食欲差，这种人容易疲劳，精神常萎靡不振。

如果指头偏歪、指节缝隙大，且纹路散乱的人，多因消化系统疾病影响脾胃纳食运化功能失常。特别是食指出现青筋（静脉血管凸现），则表示大肠有积滞或宿便。

（1）小孩青筋积滞多。小孩有青筋，不管长在身体哪里都是体内积滞多的一种警示，体内积滞过多则影响消化吸收，小孩生长发育迟缓，就容易体弱多病。特别是小孩食指青筋过三关（食指由下往上数的第三个指节纹），体内积滞就很严重了。

（2）成人青筋肩周痛。成人食指有青筋凸起或指头偏歪，不但胃肠积滞，而且容易通过大肠经所到的肩部关节引起肩周痛。

3. 中指

中指粗壮，其三个指节长短平均，指形直而无偏曲，说明健康状况良好，元气充足。中指为心包经所过，中指可以判断心脑血管功能的强弱。

中指苍白，细小而瘦弱，指头偏歪、指节漏缝，提示心血管功能差或气血不足，这种人常易出现腰背疼痛等。

中指掌指关节横纹出现青筋，则提示脑动脉硬化，容易出现头痛、头晕症状，青筋凸现则容易中风。

4. 环指

环指又叫无名指，以指形圆秀健壮，指节长短平均，指形直而不偏曲，指屈纹清爽者为佳。环指为少阳三焦经所过，环指的强弱与内分泌系统关系较密切。

环指偏长粗壮，多为精力旺盛之人。由于精力旺盛，善于思维。据有关报道，在金融行业中，环指比食指长的人更会赚钱。

环指偏短弯细，多为精力不足，体力不佳。环指苍白细小，弯曲偏向或有青筋，与内分泌失调有关。总之，环指不好，全身总会有一些讲不出的不舒服，常见容易疲倦乏力、精神不振、情志抑郁、脾气不好、月经不调等等。

5. 小指

小指以长直粗壮、指节长短平均为佳。小指为心经和小肠经所过，小指跟心、肾、子宫、睾丸等器官密切相关。

小指虽然是小，但却反映了一个人的先天素质，包括循环系统、泌尿生殖系统功能。小指粗壮可弥补其余四指的不足，反过来其他指粗壮而小指弱的话，则是先天父母的遗传或营养不足。

小指短小、瘦弱、偏歪，小指不过三关，则表示先天不足，也与泌尿生殖系统有关。小孩容易尿床，体质差；女士则容易出现月经不调，生育困难；男士则容易肾亏、腰膝酸软、性功能差。

小指标准长度通常应与环指远端指节横纹等齐或稍微超过一点，这叫做小指过三关。说明先天肾功能比较好，身体体质比较健康。如果小指短不过三关，留长一点指甲过三关也行。看来民间为什么小指要留指甲也是有学问的。

从人体的先天身体素质和后天的保养上看，小指的保养非常重要，俗话说：小指过三关，人逢绝处也能生，逢凶化吉，遇难呈祥。说的是小指强壮的好处，所以平时一定要多拉拉揉揉强壮小指，就是对肾最好的保养。

五、案例

神奇的诊断

唐××，男，64岁，湖南常德某中学教师。2012年7月25日，其家人找到我说："我爸患乙型肝炎20余年，反复腹胀、乏力、食欲不好，现又上腹不适，请您看看。"笔者在自然光线下，仔细看了其脸和手，发现气色晦黄、枯槁，巩膜黄染，眉端黑斑几块；尤其是手掌：①肝区有"米"字纹；②智慧线上有三角纹；③健康线上岛纹清晰；④生命线下段浅淡；⑤十指指尖通红，放纵线深凹；⑥掌形畸丑、僵硬，脂肪分布不均。初步印象：①肝炎后肝硬化；②肝癌？③2型糖尿病？建议去医院诊断治疗。经当地人民医院检查，谷丙转氨酶175IU/L，甲胎蛋白4992.47ng/mL，空腹血糖17mmol/L，乙肝5项检查为"小三阳"，CT扫描结果为肝硬化，右肝后叶占位性病变；中南大学湘雅医院超声检查提示：肝硬化，右肝实质性肿块 $59\times30\times37$ mm，考虑肝癌，右门静脉有癌栓形成。某名医在看完病后，竖着三个手指悄悄地对其家人说："病人是肝癌，已转移，不能手术了，且情况很糟糕，活不了几个月，回家吧。"痛苦、恐惧、幻想、绝望随之一一降临到家人头上，一个个就像当头一棒，被击懵了，久久没有反应。

病人女儿是一个健康管理公司的经理，当回过神来后，对望诊非常叹服："望诊多么神奇啊！与化验、CT、超声结果多么吻合！"笔者告诉她说，通过观察掌部、面部八卦九宫和相对应脏腑的信息，分析五形相生相克的关系，就可以判断其虚实、盛衰以及疾病的进退及预后。例如癌症掌纹信息特征：

①感情线呈细小的锁链状。②智慧线平直断裂，有岛纹或环形纹、三角纹。③生命线短、浅、断，有岛纹或极小的黑点及凹陷。④掌形畸丑、僵硬，脂肪分布不均。⑤干扰纹消失，多见重症或未手术、放化疗者；干扰纹增多、多为早期或术后放化疗期间。⑥有一条平直的干扰纹从感情线下出发，穿过智慧线，侵入生命线，向拇指关节腔发展，这条干扰纹上可有岛纹或呈断续状，随病情改变。⑦在发生癌变的手上脏区内有"米"、"申"字状纹，或岛纹，有青、白、褐色斑点出现，局部或凹或凸起，随癌体的变化而变化。⑧与家族遗传有关的癌变可有悉尼线。

然后，应其女儿的要求，从"愉快的心情，适量的运动，均衡的营养，充足的睡眠"出发，笔者为其做了一个滚动式的食药同源的治疗方案。病人一直没有腹水，大夫们都觉得不可思议，使之愉悦地、没有痛楚地度过了三四个春秋，大大地提高了生存质量，延长了生存时间。

第三篇 观面察健康

- 观面色面容察健康
- 观头首五官察健康

第三篇 观面察健康

第三篇

观面察健康

一、观面色面容察健康

每个人都具有或黄或黑或白的基础肤色，在基础肤色上，人与人可能有略白、略黑、略红等差异。中国人属黄色人种，所以中国人的正常面色基本上都黄红隐约，明润而有光泽。这就是神气、胃气的正常色泽表现。

除了人类种族对肤色有影响外，人的肤色也会根据四季变化及环境变化而出现相应变化，如夏天略黑，冬天略白等。但是因为四时的不同，个人体质禀赋的差异，以及受所处地理环境因素、气候、职业不同的影响，其面色可有略黑或略白等差异。此外，由于生活条件和工作性质的不同，情绪的变化、饮食习惯的不同以及运动过后等原因，都会使人的面色有所不同。例如，长期在野外露天工作、常晒阳光的人，其面色一般偏黑；长期在室内工作、少见阳光的人，其面色一般偏白；人在生气发怒的时候，面色一般会偏红；在受到惊吓时面色一般会偏白。

面部常色中也有主色和客色之分。主色是指人一生中始终是以一种色调为主的面色。先天遗传或者后天生活环境影响，会使人面部皮肤呈现出一种主色。五行学说认为，对于不同的人，都可以归入木、火、土、金、水五种类型。木型的人一般面色较青，火型的人一般面色较红，土型的人一般面色较黄，金型的人一般面色较白，水型的人一般面色较黑。客色是指由于外界环境、生活条件、昼夜时间、气候季节等发生变化，使人的面部皮肤颜色也发生相应的变化而呈现出的颜色。中医理论认为，人与外界的环境存在着密切的联系。当外界的环境发生变化时，人的面色也会发生相应的变化。一般来说，白天人体内的阳气旺盛，通常会容光外露；夜间人体内阴气较盛，所以面色一般明润内敛。天气晴朗时，人体内的气血较热，运行通畅，所以面色一般偏红、偏黄；天气阴冷时，人体内的气血较寒，运行不畅，甚至发生凝滞，所以面色一般偏青偏黑。而中医五行学说认为，春季属木，人的面色一般会偏青；夏季属火，人的面色一般会偏红；秋季属金，人的面色一般会偏白；冬季属水，人的面色一般会偏黑。

无论是主色还是客色，都是面部的正常肤色，在进行诊断时，不要与人体发生病变时出现的异常面色相混淆，还应结合面容进行诊察，因为面容不仅可以显示出人的喜怒哀乐，还能反映出人的健康状况。这样，方能尽量减少差错失误，以保证诊断的正确性。

（一）面部色斑

莫名其妙出现的色斑不能大意，因为它们有可能就是给你的健康警示。色斑形成的原因很多，比如人的生理与心理的变化、工作和生活压力的影响，或者是日光照射、疾病、药物、化妆品、情绪波动等因素，都会或重或轻地导致脏器功能失调，而引起身体不适，最终形成色斑。

1. 蜘蛛痣

蜘蛛痣是一种特殊的毛细血管扩张症。它多出现于面部、颈部、胸部及手上，也可出现于其他部位，表现为中心部直径小于2毫米的圆形小血管瘤，向四周伸出许多毛细血管，而且还有分支，看上去恰似一个红色的蜘蛛趴在皮肤上。若用铅笔尖压迫其中心部，蜘蛛痣就会消失，因为蜘蛛痣的血流方向是从中心点流向周围毛细血管分支的，若它的中心部受压则血流阻断，蜘蛛痣便会因缺血而消失。

蜘蛛痣形成与雌激素代谢有关，青春期少女及妊娠期妇女由于体内雌激素含量增加，就会出现蜘蛛痣，这是一种正常表现。但若是男子（无论任何年龄）或老年妇女突然出现蜘蛛痣，则应提高警惕。因为肝硬化、肝癌及慢性肝炎伴有肝功能衰竭的病人，由于肝脏灭活雌激素的能力减弱，导致雌激素含量相应增加，也会出现蜘蛛痣。蜘蛛痣本身对人体并没有什么危害，但若发现蜘蛛痣，即表明健康出现了异常状况，应立即到医院就诊，检查肝功能及肝脏B超，以排除恶性肿瘤及各种导致肝功能异常的疾病。

2. 黑痣

黑痣是由位于皮肤表皮和真皮交界处的黑色素细胞聚集而形成的。因黑色素细胞聚集的多少不同，其表现也各不相同，有的会高出皮面，有的与皮肤相平，而且大小、部位也都不一致，也可以在不同的时间生长。

黑痣是一种体表良性肿瘤。按病理可分为两种：

（1）交界痣。主要位于表皮和真皮交界处。多见于手掌，足底、口唇及外生殖器等部位。特点为表面平坦或稍高，直径在1～2毫米之间，颜色呈淡棕、棕黑或蓝黑色。有恶变可能，可发展为黑色素瘤。

（2）皮内痣。存在于真皮层内。特点为表面光滑，但界线清楚。直径大于1毫米，呈片状生长，平坦或稍高于皮肤。颜色较深而均匀，呈浅褐、深褐或墨黑色。一般不发生恶变。

绝大多数人都有黑痣，但如果黑痣在短期内突然增大，并且迅速形成隆起的结节，而且颜色加深，那么就应该提高警惕，尤其是阳光或紫外线可能增加黑痣发生变化的机会，因而长期明显暴露部位的痣最好要去除。

3. 白斑

皮肤白斑会涉及许多皮肤病。它既可以是一种独立的皮肤病，也可以是某一种皮肤病的一部分皮肤表现；既可以是先天的，也可以是后天的；既有遗传因素，也有感染因素；还有许多原因至今不明。皮肤白斑多见于儿童。

儿童皮肤白斑除见于白癜风外，还可见于许多其他皮肤病。常见的先天性皮肤病如贫血痣、五色素痣，后天的或继发的如晕痣、花斑癣、白色糠疹或炎症性皮肤病的继发性白斑等。少见的有斑驳病、结节性硬化的柳叶白斑或许多综合征的皮肤病表现等。

倘若儿童面部浮现淡白色样，如小指头至拇指头大的圆斑，呈单发性或多发性的表现，此为蛔虫症的征象之一。如果儿童除了面部白斑外，还出现经常腹痛、消瘦等症状，应考虑肠道蛔虫等寄生虫在作怪，尽快对患儿进行驱虫治疗。斑大者，表明体内蛔虫较多，斑小者，表明体内蛔虫较少。因此，家长发现孩子身上有白斑时，不要断然认定就是患了白癜风，而应该带孩子去看医生，诊断明确后再进行治疗或观察。

另外，白斑可能会被误诊为癣。如果儿童面部出现淡白色的粗糙斑块，许多家长或医生会误认为这是一种"癣"。其实对于儿童来说，白斑多是由于脾胃虚弱所致，我们可以选用健脾胃、消积滞的食物进行食疗。现代医学则多认为，白斑多是由于患儿缺乏微量元素及维生素所致，因此家长也可在医生的指导下有针对性地为孩子补充锌制剂、铁制剂、B族维生素等。

4. 雀斑

雀斑，是令每个女人都会感到恐惧的"面子问题"，一些皮肤白皙的女孩对雀斑更是深恶痛绝。民间对雀斑的叫法有很多，如蝇子屎（河南）、蚕沙（山西）、土斑、蒙脸沙（安徽北部）、虼蚤斑（苏浙地区）等。面部长有雀斑的人都有这样的体会：在秋冬季节，阳光照射较弱时，斑点没有那么明显，而在春夏季节却异常显眼。另外，疲劳、疾病、生育前后、浓妆后出汗等会使体液呈酸性，雀斑也就更加明显了。

大多数的雀斑是后天生成的，也有部分人是先天生成的。但是不论先天或后天，均与遗传因素有密切的关系。也就是说，患雀斑的人具有特定的肤质，这种肤质在外界一些因素如日晒、干燥、劣质化妆品等的作用下，或者内因如炎症、内分泌激素、营养素缺乏等作用下便会发生雀斑。

雀斑最好发的部位是双颊部和鼻梁部，尤其是鼻和眼下多见，也可泛发至整个面部，甚至达到颈部。其特点为呈点状或圆形、卵圆形，也可呈各种不规则的形态；大小不一，如同针尖至米粒大的褐色小斑点，直径一般在2毫米以下；数量不定，少者几十个，多者成百上千个，但各个之间互不融合，孤立地散布在面部；一般幼年时就有，女性多于男性，常伴有家族史，无其他症状。

5.黄褐斑

黄褐斑也叫肝斑，有些健康的女性尤其是育龄女性，往往会发现颧部、前额、两颊部等曝光部位较常出现淡黄色到深褐色的成片色素斑，呈蝶翼状，边缘清楚或呈弥漫状，局部无炎症及鳞屑，也无自觉症状，一般不累及眼睑、口腔周围。男性黄褐斑患者多伴有阳痿、早泄、胃肠功能紊乱等症状。

中医认为，"无瘀不成斑"，其中以血瘀最为常见。女性多表现为月经不调、痛经、经前乳胀、多血块或慢性病症等，黄褐斑与日晒、情志、饮食也有密切关系，也就是说，经常生气、吃寒凉食物也很容易长斑。因此，脸上长有黄褐斑者，平时不宜过量食用刺激性食品，如酒、浓茶、咖啡等。可经常摄入富含维生素C的食物，如西红柿、柑橘类水果、新鲜绿叶菜等。

6.青紫斑

如果发现皮肤出现青紫色斑点，多为身体虚弱的表现。中医学认为，这种现象多为脾虚不统血的征兆，或肾阳虚不摄之象，故称为阴斑。如果皮肤出现青紫斑，伴身热口渴、苔黄脉数、斑块密布，则为血热妄行引起的紫斑；伴口黏苔腻、斑仅见于下肢者，则为湿热下注紫斑，二者皆为阳斑。

7. 红斑

红斑又称渗出性多形红斑，是一种病因极其复杂的急性炎症性皮肤病。关于本病的病因，目前一般认为是外来抗原激发了机体的特异性细胞毒反应而引起的表皮细胞损伤。常由以下原因引起：

一是感染为较常见的诱因，其中最为常见的是单纯疱疹病毒感染，某些细菌、真菌、支原体和原虫感染也可诱发红斑。

二是药物及某些食物引起，如磺胺、安替比林、巴比妥、疫苗等药物，或误食变质的鱼类、肉类等食物。

三是某些物理因素，如寒冷、紫外线、放射线等。

四是某些疾病，如恶性肿瘤、结缔组织病，以及妊娠、月经、情志等。

红斑具有多形性，常伴黏膜损害，其特征性皮损为虹膜样红斑。本病春秋季节好发，易复发。10～30岁女性发病率高于男性。

8. 老年斑

人到中年以后，在其手背、面部等处会开始长出一块一块的褐色斑块，其斑块会随着年龄的增长逐渐增多，颜色也逐渐加深，这就是我们常说的老年斑。老年斑在50岁左右开始出现，对女性而言，当身体开始发胖或是进入更年期后更易出现。

老年斑多呈褐黑色，直径在1～10毫米之间，大小不等，大部分不高出皮肤，有的斑块较大，也可以高出皮肤，呈扁平状。多好发于老年人的面部、手背及前臂等平常裸露的皮肤上。

老年斑的形成及多寡，受多方面因素的影响，有的与先天遗传因素有关，有的与某种营养素缺乏有关，还有的与某些物理因素有关，如紫外线照射能促使老年斑出现。中医认为，人进入老年期后会肺气虚衰，卫气不足，皮肤腠理失养，这是长老年斑的根本原因。现代医学则认为，老年斑主要是由于老年人细胞代谢机能减弱，尤其当饮食中摄取脂肪过多时，容易发生氧化，从而形成老年斑。

因此，平时应适量运动，均衡营养，多吃抗氧化的蔬菜、水果，可以防止老年斑产生。

（二）五色对应五脏

自然界的颜色丰富多彩，古人执简驭繁，把面色分为青、赤、黄、黑、白五种。五色的变化以面部最为突出，而且面部又与脏腑经络相应，可以反映其内部相应脏腑经络的生理和病理变化。五色诊法是运用阴阳五行学说，按五脏配五行、五色的理论，通过临床实践总结出来的（见表1）。

表1 五色、五脏及主病之间的对应关系

五色	对应五脏	五色主病
赤	为心色	主热
青	为肝色	主寒，主痛，主气滞，主肝风和血瘀
白	为肺色	主虚，主寒
黄	为脾色	主脾虚，主湿
黑	为肾色	主痛，主血瘀，主劳伤

1. 面部赤红

按五行理论，心出现问题所表现出来的面色是红色，是血液充盈于皮肤脉络所形成的颜色。又因为血得热则行，行则充盈脉络，所以热证多见赤红色。一般性情刚烈、易动感情、性急如火、热情爽快的人面色稍赤；夏季面色稍赤也为正常。

首先，根据面色赤红的程度，有实热、虚热的不同。满面通红者，属实热证。是因为热的程度比较严重，血行加速，面部脉络扩张，气血充盈所致。微赤者为虚热，可见面部两侧颧骨稍红。

其次，需观察面赤的具体部位，以定其病位及病情。如面色通红、伴有口渴舌燥甚至抽搐者，常见于急性感染所引起的高热性疾病。若见午后两颧潮红娇嫩、五心烦热、潮热盗汗者，则多为阴虚火旺之虚热证。是因虚火上炎所致，可见于肺痨等病人。若见面红目赤、头胀头痛、一阵阵发热者，则多属于肝火上炎之症。久病重病面色苍白，却时而泛红如妆、游移不定，或如涂油彩样，并伴见呼吸短促，四肢发冷，微微出汗，脉搏很微弱，像要停止者，为危重症之象。

2012年7月，某名医、教授、博导的夫人柳××，68岁，主管护师，在一楼台叫住笔者："人家说我白里透红，身体越来越好，你看看我现在身体怎么样？"在自然光照下，笔者发现她两颧发赤，脸色发白，宛如秋风落叶，了无生气。而且鼻梁处有三条深凹横纹，耳垂有两条明显竖线……于是，慎重地告诫她：要注意心血管疾病，到医院检查检查。她回答说："我感觉蛮好的，没什么病啊！"不知是几句恭维话导致的沾沾自喜，还是一种什么样的自信，使之失去了救治的最后机会。两个月后，她由于心肌梗死，大面积心肌坏死，抢救无效而仙逝。

不管面色赤红还是其他颜色，《黄帝内经》中五色诊，即"五生色""五病色""五死色"的辨证，在科学技术发达的今天，仍不失为一种重要的诊断手段。如果结合其他面部信息或者辅助诊断就会更加准确。

2. 面部苍白

肺出现问题所表现出来的面色是白色，多是由于气虚血少，阳气比较弱，体内寒气比较盛，气血运行缓慢，或由于失血过多，气血不充足，或寒气盛导致的血管收缩，气血不能上充于面部脉络，从而导致面部呈白色。古人按五行理论，认为精力充沛开拓力较强的人，面色可略白；秋季面色稍白为正常。白色在体内对应于肺与大肠，主虚证、寒证、脱血、夺气。

如果面色呈淡白而且缺少光泽，多代表运行到脸部的气血缺乏，如果伴有四肢冰冷、易感疲倦、头昏脑胀、容易感冒等表现，则多表示为体内气血不充足；如果面色苍白而没有光泽，或面部呈现如鸡皮状的黄白相间、唇舌色淡者，多属血虚或失血过多，面色白且没有血色，多属阳气虚证；如果面色白得发亮且没有血色，则多属阳气虚，体内湿气比较重。

3. 面部青色

肝出现问题所表现出来的面色是青色，为足厥阴肝经之本色。面部青色主寒证、气滞、血瘀、疼痛、惊风等。青色主要是由于体内寒气较重，气血运行不畅；或瘀血内阻，或筋脉收缩痉挛，或因疼痛剧烈，或因体内热盛而引动体内原有的风邪，使面部脉络气血运行不畅，经脉收引，血液停滞所致。

望诊时，应结合具体部位，分辨其不同性质。若见面色青紫，甚则面色青灰，口唇青紫，四肢发凉，脉象微弱，则多为心的阳气突然没有了，心血停滞运行之象，可见于心绞痛、冠心病等病人。

突然见到久病面色与口唇青紫者，多属心的阳气虚衰，血液运行受到阻滞；或肺的功能弱，呼吸不利。面色淡青或青黑者，属寒气比较重、疼痛剧烈。这种情况多是因为脉络收缩痉挛，所谓不通则痛，以致面部气血运行受到阻滞而呈现色青，可见于突发性的腹痛、寒气持续停留在筋脉等病证中。

肝胆之证候，面色常出现青色。若见下眼睑颜色青白，伴精神抑郁、手指麻木、小腿抽筋者，多属肝有虚风证；若见面目青黑，突然不能说话，四肢软弱，甚至不能站立者，多属肝有虚寒证；若见颜面发青，容易恼怒，胁肋胀痛，咽干口燥者，多为肝有实风之兆。若见面青目赤，多为肝火上炎之证；面色青黄（即面色青黄相兼，又称苍黄）者，可见于肝郁脾虚的病人，而且这种人还可见两侧肋骨部位刺痛，妇女见其面青，饮食量少且多容易发脾气，伴月经不调者，则为肝强脾弱之征兆。

4. 面部发黑

肾出现问题所表现出来的面色是黑色，为足少阴肾经之本色。主肾虚、寒证、水饮、血瘀、剧痛。古人按五行理论，认为水型人面色稍黑，冬季面色稍黑为正常。

在医学上，脸色发黑是肾亏的表现。肾为水脏，阳虚而水饮不化，水气上泛，或肾精亏耗，见其黑色。应先根据黑色在面部出现的部位进行辨证观察。若颧与颜面均见黑色，则为肾病所致；若目眶周围见黑色者，则多见于肾虚水泛的水饮病或寒湿带下。

面色发黑，多因肾阳虚衰、水寒内盛、血失温养、脉络拘急、血行不畅所致。面黑暗淡或黧黑者，多属肾阳虚。因阳虚火衰，水寒不化，浊阴上泛所致。面黑干焦者，多属肾阴虚。因肾精久耗，阴虚火旺，虚火灼阴，机体失养所致。若面部呈现黑褐斑，常见老年人肾精虚衰，或阴虚火旺，或肝郁气滞等证。并应结合其兼色、兼症而辨证。面色黧黑，以及肌肤甲错者，多由血瘀日久所致。

中医学认为，面色黑多是寒重或血瘀的表现。面色暗黑多是慢性病的征兆，患肾上腺皮质功能减退症、慢性心肺功能不全、慢性肾功能不全、肝硬化者可出现面色变黑的现象。因此，皮肤发黑可能安然无恙，而脸色发黑则需要慎重对待、谨慎处理。

5. 面部发黄

脾出现问题所表现出来的面色为黄色，为足太阴脾经之本色。主脾虚，湿证。绝大多数中国人脸色的基本色都是黄色。

面色黄有面色萎黄和面色鲜黄之分。面色萎黄者，多由脾虚导致体内营养缺乏，或有湿邪困扰在体内，脾失去对体内营养物质的运输功能所致的脾胃气血不足。面部、眼睛以及全身都黄的人，如巩膜及全身都为黄色，为黄疸，多为黄疸型肝炎、胆道结石等。其中面部黄得鲜明如橘皮色者，属阳黄，乃是体内湿热比较重的缘故；面黄晦暗没有光泽如同烟熏，属阴黄，乃是体内寒湿比较重的缘故。新生儿出生后2～5天，皮肤可有发黄的现象，一周内消退，叫生理性黄疸。如果一周后黄疸仍不消退或消退后再重新出现黄疸，这就是疾病现象。面色淡黄者，因脾胃虚衰，体内营养物质不足导致无法为机体补充能量，机体失去营养供应所致。

此外，如果脸色蜡黄，则可能是急性黄疸型肝炎、急性胆囊炎、肝硬化、肝癌或者胆结石等症状的表现，因为这种黄色的脸多是由于胆道阻塞使血液中胆红素浓度超过了正常范围，从而渗入组织与黏膜形成的。

6. 面部与脏腑对应关系

面部反映整体各部位生理信息，面部的各部分属不同的脏腑，将人的面部划分为不同的区域，脏腑与其对应位置分别是：额为头面，头面之下是咽喉；咽喉之下是肺；肺之下是心；心之下是肝，肝左右是胆；肝之下是脾；脾两旁是胃；胃外侧是大肠；挟大肠是肾；名堂外侧是小肠，名堂以下是膀胱、子宫（见图119）。

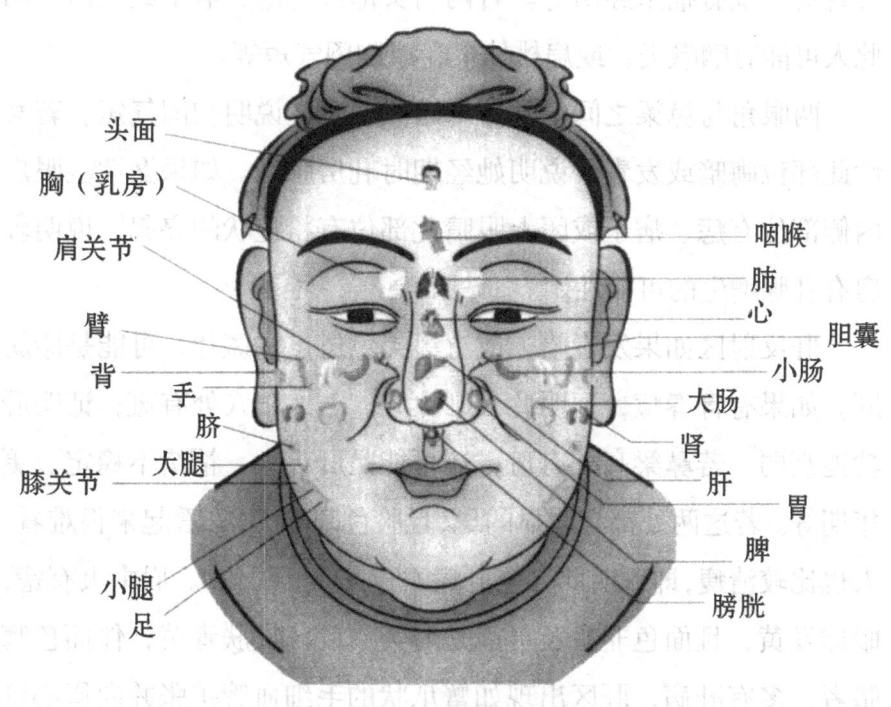

图 119 面部与脏腑对应分布

知道了头面部各脏腑反射区的位置，就相当于知道了破译健康的密码。下面说说一些常见的病症在面部对应脏腑的表现，以供参考。

如果在发际一圈出现小痘痘，或者和面部其他部位颜色不一样，说明心理压力比较重。

如果在鼻梁处出现横纹或横纹比较明显，说明心脏状况不太好，若出现的横纹深而且舌头上面也有很深的竖纹（沟），可能是有比较严重的心脏病。

如果嘴唇发紫，这是心脏或者肺脏的功能不太好。

两眉头之间出现"川"字竖纹，此人可能患慢性咽喉炎、支气管炎，或有抽烟经历等。若两眉头部位有痣、痦子或发白，则此人可能有咽喉炎，或扁桃体炎，或胸闷气短等。

两眼角与鼻梁之间的部位晦暗或发青，说明胸闷气短。若女性此部位晦暗或发青，说明她经期时乳房胀痛。如果女性上眼皮内侧部位有痣、痦子或闭上眼睛此部位有粉痘状的突起，说明乳房有乳腺增生的可能性。

肝反射区如果发青暗，或有黑褐色斑点、斑片，可能是脂肪肝。如果有青春痘，证明此人肝火旺。若太阳穴处有斑，证明肝功能衰弱。若鼻梁高处有斑，还可能是肝火大、情绪不稳定、更年期等。若这两处都有明显的斑，且脸色晦暗无华，看起来很难看，人也比较清瘦，即说明此人有肝病（肝炎或肝硬化）。眉中央有痣，眼球发黄，且面色非常黄可能是肝炎。肝区皮肤青黄，伴面色晦暗者，多有肝病，肝区出现如蟹爪状的毛细血管扩张并向眉心延伸者，多有肝硬化。您也不必过于担心，也不一定在某个反射区出现某种改变，就预示着什么严重的疾病。比如说在肝区出现小痘痘，很可能只是最近工作压力大，或者情绪不好，只要把状态调整好，很快就可以恢复正常。

胆反射区有红血丝状、青春痘，或早晨起床后嘴里发苦，说明胆部有了炎症；若有斑，可能有胆囊炎。若此部位有痣、痦子，胆功能先天不足。若把右手放在右肋下（胆就在此部位），左手握拳击打右手背，若此部位疼痛的话，即是胆囊炎；若刺痛得厉害的话，可能是胆结石。眼下面胆区有一对明显的斑或有痣、痦子，是胆结石。

肾反射区有红血丝、青春痘，或有斑，证明此人肾虚，可能还有倦怠、腰背及腿部酸疼等症状。此部位有很深且大的斑，极有可能是肾结石。若此部位有痣或痦子证明此人肾功能先天不足，也会腰、腿及背部酸疼。肾虚可导致膀胱、生殖系统、性腺等疾病。眼角有很深的鱼尾纹。耳旁有竖褶子，也是肾虚的表现。

人中沟上部是子宫和膀胱的反射区，正常的人中沟整齐端直，上宽下窄，深浅适中，沟缘清晰对称，提示子宫、阴茎等生殖泌尿器官发育良好，女性月经、生殖等功能正常。而人中沟狭长的女性，易出现痛经、子宫下垂；人中沟上窄下宽，多提示子宫后倾或后位，常有月经时腰酸的症状，严重者可影响受孕；人中沟短浅，男性可有阳痿、遗精之患；人中沟部位色黑，可见于肾病综合征及尿毒症患者；人中沟部位颜色灰暗，没有光泽，多见于男性不育、阳痿、房劳过度、遗精及男性泌尿系疾病，以及女性宫颈炎、附件炎、卵巢囊肿等。

鼻头是脾区，鼻翼是胃区，正常人的鼻子外观端正，色泽红黄隐隐，明润含蓄。如果长期喝酒的人，鼻头及鼻翼会比较红，这说明脾胃湿热。鼻头黄而无光泽，为脾气虚有痰；鼻头色白为气血虚少，孩子鼻头色白则脾虚泄泻、乳食不化；脾胃虚弱、消化不良的人鼻及其周围的皮肤发黄。

　　大肠反射区如果有红血丝、青春痘、斑、痣、痦子，说明大肠排泄功能失调，一般会有大便干燥或便溏的问题。如果在这里出现呈半月状的斑，证明此人有便秘或痔疮。鼻根下部线和外眼角下垂线交点处是直肠反射区，此处有斑是痔疮，若此处发红或有白点，有直肠癌变的可能，需提高警惕。

　　小肠反射区有红血丝、青春痘、斑、痣或痦子的话，证明小肠吸收功能不好。一般来说，这个人会比较瘦弱。

　　总的来说，脸上先天长痣、痦子表示该部位脏器功能不足。如果后天特别是近年所长则提示疾病。如果脸上长斑，表示该部位脏腑长期慢性耗损形成的慢性疾病（数月经年形成）。如果脸上长青春痘，表示该部位脏器现阶段正存在炎症病变（短期形成）。如果全脸长青春痘、斑，是内分泌失调或肝脏免疫功能下降。

　　当出现上述问题的时候，可以看医生或选择相应的反射区进行按摩。按摩的时候，可以不必只揉面部，可以配合按摩耳部、手部、足部的有关反射区，这样效果会更好。

　　（三）面容

　　面色微黄而带红润，精神饱满，表情自然，稍有光泽，为健康人面容。疾病时，面部颜色和征象就会发生变化。

　　面色潮红、兴奋不安、鼻翼扇动、口唇疱疹，表情痛苦，呼吸和脉搏增快，乃提示急性病，如大叶肺炎、痢疾、小儿急性化脓性扁桃体炎等急性传染病。

　　面部浮肿，眼睑水肿苍白，眼裂小，额部有指压下凹现象，尤其是清晨较重，此乃肾病的症状。

面容憔悴，面色灰暗，两眼无神，精神萎靡，乃慢性消耗性疾病。

面容发红、胖圆、状如满月，并且由于两颊脂肪堆积，正面可能看不到耳朵者，多长期使用肾上腺皮质激素。

由此可见，面容犹如镜子，当面容发生变化时，要及时去医院查一查原因，以便早诊断、早治疗。

二、观头首五官察健康

人是一个有机的整体，构成人体的各个组成部分之间，在结构上是不可分割的，在功能上是相互协调的，在病理上也是相互影响的。人体头面表现出来的局部的变化，往往会是全身脏腑、气血、阴阳的一个缩影。由于各脏腑、组织、器官在生理和病理上的相互联系、相互影响，就决定了可以通过头面的外在变化，了解和判断内脏病变及情志变化等，继而作出正确的诊断和治疗。

中医认为"十二经脉，三百六十五络，其血气皆上于面而走空窍……其气之津液，皆熏于面……"，十二经脉中，手足三阳经及手少阴心经、足厥阴肝经均分布到面部，其余的阴经通过表里两经的经别相合而上头面部，奇经八脉除带脉外也都经过头面。这样，通过遍布全身的经络，使面部与全身的脏腑、肢体、关节联系为一个有机的整体。因此，头面部是人体全身气血汇聚的地方，也是全身脏腑、肢节、经络的反映中心。

（一）头首

头是人体中枢神经系统及周围神经系统汇集的地方，有着丰富的血液循环。中医认为，头居人体的最高位，为五体之尊，百骸之长，六阳群集之府，是人体非常重要的部位。通过观察头的外形、动态、头发、囟门等，可以诊察脑、肾等全身脏腑的具体病变以及气血的盛衰。

1. 头发

头发的生长、脱落、润泽、枯槁，多与两方面有关，一是肝肾的虚实，二是气血的盛衰。其中最为关键的是肾气。可见头发也是人体基本健康状况的指示器。如果人的饮食不太合理或有疾病，头发也是身体中首先受到影响的部位之一。

现代医学研究发现，头发是由氨基酸组成的硬蛋白，其发质的好坏直接反映着人体血液、内分泌、免疫系统和微循环系统的状况。

（1）头发色泽

头发是肾的花朵，是肾的外观。肾主黑色，主收敛。如果一个人肾气的收藏能力强，头发就会润泽、有弹性，而且还不容易脱发。所以，头发黑而润泽是东方人肾气充足的具体表现。

白发多是由于进入中老年后，肝血不足、肾气虚衰所致，属正常生理发展规律，但若伴有腰膝酸软、头晕耳鸣等症状，就可能是肝肾久损、气血大亏所致。值得一提的是，青少年白发主要与三个因素有关：首先是先天肾精不足；其次是精神或情绪易激动，血热偏盛；再次是情绪抑郁，肝气郁滞，发根失养。

发色枯黄，形似干柴草者，则多为精血亏损、肾气不足或者久病失养所致；若发直、色黄、干枯者，则为气竭液涸之故。

颞部常出现成片灰黄或者灰白色头发，并逐日增多者，称为"灰发病"，多由先天不足或后天失养，精血不能上荣于发所致。

此外，灰发病还可见于老年性白斑、甲状腺功能失调、斑秃等病症。

头发呈红色或红褐色者，称为"红发"，一般多为铅、砷中毒所致。

（2）头发形态

头发枯黄、易断，枯萎无泽，形似乱草，称为"枯萎发"，为发失荣润之故，说明气血不足，毛发缺乏营养。这类人通常容易没精神，睡眠也较差，属于人们常说的"身子虚"，或久病失养、禀赋不足、阴虚血燥所致。

小孩头发稀疏而萎黄，且伴有"五迟"现象（即坐、站、行、说话、牙齿发育迟缓），也说明先天肾气不足，而且消化不太好。

青壮年毛发稀疏者，多为肾气虚弱。最常见的表现就是男性前额脱发或头顶脱发。这类人相对来说更容易疲劳、健忘，有些则性功能不好。现代医学认为，蛋白质、脂肪代谢紊乱，就会导致脱发和头发稀疏。另外，饮食结构不良或由于暴饮暴食引发的营养不良也可能导致头发稀疏。

头发松软、干燥而无生气，可能是缺乏B族维生素及微量元素等。健康的头发是相互分开伸展的，但如果饮食不当，每个头发毛囊在结构上就不能更好地保持水分。

头发直立而干枯者，称为"竖发"，多为正气衰败所致。

头发燥干变脆，易见断裂，尤见长发末端，易纵裂成丝，状如羽毛者，称为"脆裂发"，本病多见于脆发病以及毛发脆裂综合征，除因天气干燥或洗涤过多外，常由阴虚血燥所致。此外，脂溢性皮炎、头癣、结核病、糖尿病、甲状腺功能减退症、维生素A缺乏症以及某些肿瘤患者，亦可见有脆裂发。

头发干枯，发梢变细，分裂成丝，弯曲如钩，发干打结，扭曲成环者，称为"打结发"；若其头发干燥，且出现不全横断的小结节，其间有似断非断的细丝，梳理时又易折断者，称为"结节性脆发病"。此二病常见同时发生，多为脾胃不和、后天失养所致。

头发干燥，粗细不匀，扭曲稀少，状如佛珠，易见折断者，称为"念珠状头发"；头发干燥扭曲，变硬变脆，易被折断者，称为"扭曲发"，二者皆由禀赋不足、精血亏虚所致。

头发易被折断而参差不齐，或露出皮肤即断者，称为"断发"，除上述各种伴见断发的疾病外，尚可见于白癣、黄癣、黑癣等病症。

头发从根部开始变白、变黄、焦枯而无断发现象，且多从头顶或两鬓部发生者，则多为肝肾阴虚、精少之故；若从头发末梢开始发生焦枯、分裂、易折、生长变慢者，则多为气血双亏之故。

（3）头发生长过程中易出现的问题

脱发。脱发在一般情况下是属于正常现象。比如，由于工作而用脑过度，或由于一些负面情绪的堆积，形成了一种超高压下的焦虑等，就可能使头发脱落。作为身体一部分的自然循环更替，我们每天都会掉30～50根头发。一旦头发的脱落超过一定的数量，且表现比较频繁，那么就可能属于是湿热严重或者是血气不足所致。头发的生长速度跟肝血密切相关，如果肝血不足，头发就会变白和干枯，并导致脱发。另外，如果食物中蛋白质含量太少也可能导致脱发。

有的人脱发只脱头顶部位，一是与前面提到的肝血有关，二是跟脾胃有关。这种人在平时的生活中常会无端思虑过多。思伤脾，同时还会伤血，于是就造成了头顶掉发的情况。

头皮屑。我们现在很多人常被头皮屑所困扰，使用很多种去屑洗发液仍不见本质性的好转。中医认为，头皮屑的问题叫做阴盛阳虚。就是肾精敛不住虚火，使虚火上炎，时间一长，头皮上的精血便会慢慢减少，于是头皮就得不到滋润，从而产生了头皮屑。

现代医学则认为，头皮屑可能是由于对一种微小的真菌过敏所引起的。人的头皮和皮肤上都有少量的这种真菌，但头屑重的人这种真菌超过25%分布在头皮上，过量的真菌刺激便会使皮肤产生过多的脱落细胞，而形成头皮屑。

头出油。日常生活中，我们会发现有些人的头发总是特别油，一点都不清爽。其实这是脾的疏布太过造成的。人的脾是疏布四方的，如果脾气疏布太过，肺气往下降的功能就会不够，人体的油脂就往上面飘，导致头部总出油。所以，头油过多实际上是脾和肺两脏器出现疾病所致。还有一些毛发研究人员认为，过油的头发是由于喝多了牛奶、酸奶等奶类饮料所引起的，奶类中的脂肪最容易到达靠近毛囊的皮脂腺，导致油脂分泌太多。

斑秃。头部的某一块地方不长头发，而头皮呈平滑光亮，发脱落处的头皮松动，发干上粗下细，易被拔除，甚则全发脱光，须眉俱落者，称为"斑秃"。斑秃实际上跟我们的情志有很大的关系。如果过度焦虑，容易生气，心结不开，就有可能造成斑秃，本病多因血虚生风所致，或气滞火郁、血热生风之故。

油风。头皮呈油腻状，如同涂抹膏脂，或见头皮多屑，痒如虫爬，久之前额及颞顶部头发稀疏变细，成片状脱落，表皮发红光亮者，称为"油风"，即脂溢性脱发，俗称鬼剃头，此症常见于青壮年男子，多是由血虚生风、头发失养所致。

环秃。枕部之颞侧的头发呈半环状稀疏脱落者，称为"环秃"，最常见于小儿，多是由于枕部受到摩擦所致；若伴见头大额方、鸡胸龟背者，则是脾肾不足，钙镁等营养物质吸收不够所致。

早秃。青壮年男子，出现秃发始于前额两侧，渐向头顶延伸，头发呈细纤维状，萎软不泽者，称为"早秃"，此乃血热生风、风动发落之故。

2. 头颅

正常人的头颅略圆，大小通常随着年龄的增长而变大。一般来说，婴儿出生的时候，其头围有34厘米左右；6个月以后，头围长到42厘米左右；1周岁时，头围一般可达48厘米左右；10周岁时，可长到50厘米左右；15周岁时，头围一般会长到53厘米甚至更大；18岁后，人的头颅一般就不再长大了。如果儿童智力发育正常，则说明身体比较健康。

尖颅。一般出现在大脑发育不正常、智力低下的儿童患者身上。通常由于先天不足，使肾精亏虚、颅骨发育不正常而引起的。在症状上，患者头部的颅缝往往闭合较早，头颅外形较小而且狭窄，头的顶部凸起，呈尖圆状。

解颅。一般出现在大脑发育不正常，智力比较低下的儿童身上。通常由于先天叶酸缺乏、钙镁等营养不足，脑内出现积水而引起。在症状上，患者往往颅腔内部较小，头颅外形均匀地变大，颅缝发生开裂。

方头。通常是由于儿童患者的脾胃虚弱或肾精亏虚，从而使得颅骨发育不正常引起的。此外，患有先天性梅毒及佝偻病（维生素 D 缺乏症）的儿童也可能会引起方形头颅。在症状上，患者往往头顶较平，整个头形变成方形。

3. 囟门

囟门是指由于婴幼儿头顶的颅骨没有闭合紧密而出现的颅骨间隙。囟门包括前囟和后囟，前囟通常为菱形，一般在小孩 1～1.5 周岁时闭合；后囟通常为三角形，一般在婴儿出生后 4 个月闭合。当前囟发生凹陷、凸起或闭合时间推迟时，则可以判断为病变。具体来说，囟门异常主要包括以下几种：

囟陷。是指婴幼儿头部的囟门发生向内凹陷的一种虚证。主要由于先天不足、脑髓失充或过度吐泻致津液损伤、气血亏虚等原因引起。但是，小于 6 个月大的婴儿如果囟门略微向内凹陷则属正常现象。

囟填。是指婴幼儿头部的囟门发生向外凸起的一种病变。主要由于脑髓发生病变、脑颅内出现水液停滞或阻热之邪上袭头部等原因引起。但是，如果婴儿哭泣时，囟门暂时向外凸起则属正常现象。

囟门迟闭。囟门迟闭又称解颅，是指婴幼儿头部的囟门闭合时间发生推迟的一种病变。主要是由于患儿肾气亏少、发育不正常引起的。一般来说，患有佝偻病或缺乏营养的婴幼儿可能会出现此病。在症状上，经常伴有头部、脖颈部、口部以及全身肌肉发软，身体发育不良，学会站立、行走和说话的时间推迟，头发、牙齿生长推迟等。

（二）眼睛

《黄帝内经》记载："五脏六腑之精气皆注于目。"眼睛是人体脏腑的反射区（见图120），可以反映人体内脏或器官的病变。如果人体器官有病变，就会在眼睛上所对应的区域显示出来。

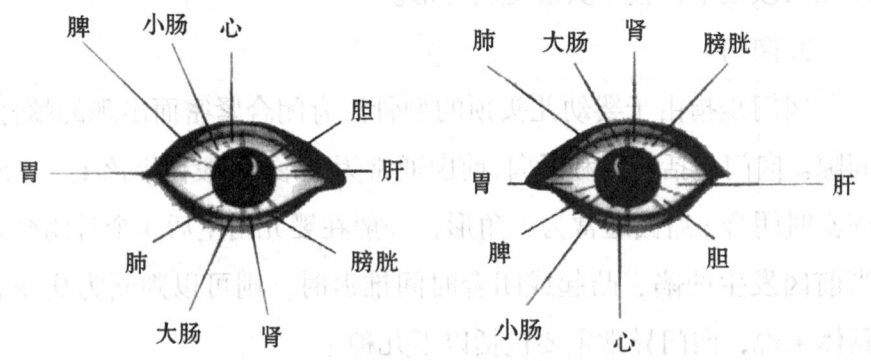

图120 眼与脏腑的对应图

1. 眼球

眼球向外突出，眼皮下垂，多提示此人患有甲亢疾病。

眼球转动异常，眼球偏斜，眼睑下垂，眼睑闭合障碍，则多见于脑瘤或脑中风以及脑中风后遗症的病人。

双眼的瞳孔大小不等，相差非常明显，而且形状不呈圆形，则多提示有脊髓结核、脑积水或梅毒等疾患。

2. 白睛

白睛又叫巩膜。如果白睛发黄，男士则提示肝脏功能较差，女性则提示胆汁排泄功能较弱。

如果是白睛发蓝或者青色，则多提示缺铁性贫血，多是血液中的红血素、凝血因子不正常。

双眼白睛正上方，如钟表12点的部位，有"U"形毛细血管扩张，则多提示此人有消化系统的恶性疾病先兆；如果此部位有1～2条毛细血管走向黑睛，且末端有如火柴头样黑点，则多提示此人的头部或身体的其他某部位有过严重的创伤史。

双眼白睛正中下方处有静脉怒张，而且颜色呈青色者，多是胃癌的先兆，如果此部位呈红色者，提示胃及十二指肠球部溃疡严重。

双眼白睛正下方，如钟表6点的部位处，有毛细血管走向黑睛，或末端有火柴头样黑点，则多提示此人有慢性消化系统疾患，多见于胃溃疡。

双眼靠近鼻梁侧的白睛处，如果有一或多条波浪状毛细血管走向黑睛，则多提示此人有颈椎增生，平时容易出现眩晕、血压偏低或血压不稳定等症状。

3. 黑睛

黑睛又叫角膜。双眼黑睛部位呈现较大的紫色斑块，则多提示此人有实质性脑出血病史。如果色素斑在左眼，反映原出血点病灶在脑左侧；同样，如果色斑在右眼，反映原出血点在脑右侧。

双眼的黑睛上方有较重的毛细血管直捣黑睛，多提示有肩关节疼痛。

双眼黑睛的正上方有一条较粗的毛细血管，则多提示此人平时患有严重的头痛、肩膀疼痛等疾患。

4. 眼部黏膜

双眼睑结膜苍白，而且血管中的血液颜色偏淡，则多提示患有贫血，平时容易出现头晕、心慌气短等征象。

双眼巩膜，即白睛上经常有片状的出血样斑块片，提示有脑动脉硬化信号。

双眼的巩膜黄染，而且皮肤发黄，尿液的颜色也是黄色，则多提示此人有急性黄疸，或其他会引起胆管阻塞的疾病。

如果角膜边缘上出现蓝绿色的铜质沉淀环，则多提示有先天性铜质代谢异常的疾患而引起脑部病变的信号。

如果出现视网膜血管变细，而且反光增强，视网膜上的动脉和静脉交叉处出现静脉被压迫的现象，则多提示此人患有高血压病及动脉硬化。

对于步入50岁以后的老年人，如果角膜边缘出现一圈灰白色或白色的环，宽度一般在1～2毫米，而且此环可随年龄增加而增宽，颜色变深，称之为"角膜老年环"，有此环者的总胆固醇水平增高的概率相对于正常人要增加60%。

如果视网膜有微血管瘤或者有出血，还有可能有黄白色或白色棉絮状渗出物及新生血管等，则提示此人患糖尿病的可能性很大。

如果出现眼底出血、视网膜脱离、视乳头水肿等表现，则多提示此人的疾病是高血压病后期阶段。

5. 其他

眼皮红肿者，多提示心脏不好。

眼周有脂肪粒者，多提示肝脏代谢功能较差，平时消化系统的功能亦较弱，而且存在睡眠不足的状况。

眼窝凹陷的男性，提示肾功能较弱，在性行为方面，只有爆发力，没有耐力，平时应多注意锻炼。

眼睛上部有色深、弯曲的血管，提示有颈项疼痛征兆。

双眼的大小不等，而且非常明显者，提示有家族性脑血管病史。建议进入50岁之后应积极防治脑出血发生，应戒烟禁酒，勿过分劳累，控制情绪波动。

如果一眼是单眼皮，一眼是双眼皮，提示有家族遗传性脑出血史。眼压增高的病人，眼底检查可见视神经乳头呈水肿状态，慢性期可见水肿消退，视神经乳头呈淡黄色，即视神经萎缩的表现，提示有颅脑肿瘤。

（三）耳朵

耳是人体信息的接收站，是脏腑的缩略图，是全身经络分布最密的地方。十二经脉、三百六十五络的别气（分支旁行的经气）都走行于耳。此外还有许多经脉注入于耳。人体的五脏六腑、经筋脉络在耳部皆有反应点（见图121），所以耳朵有重要的预测身体健康状况的意义。

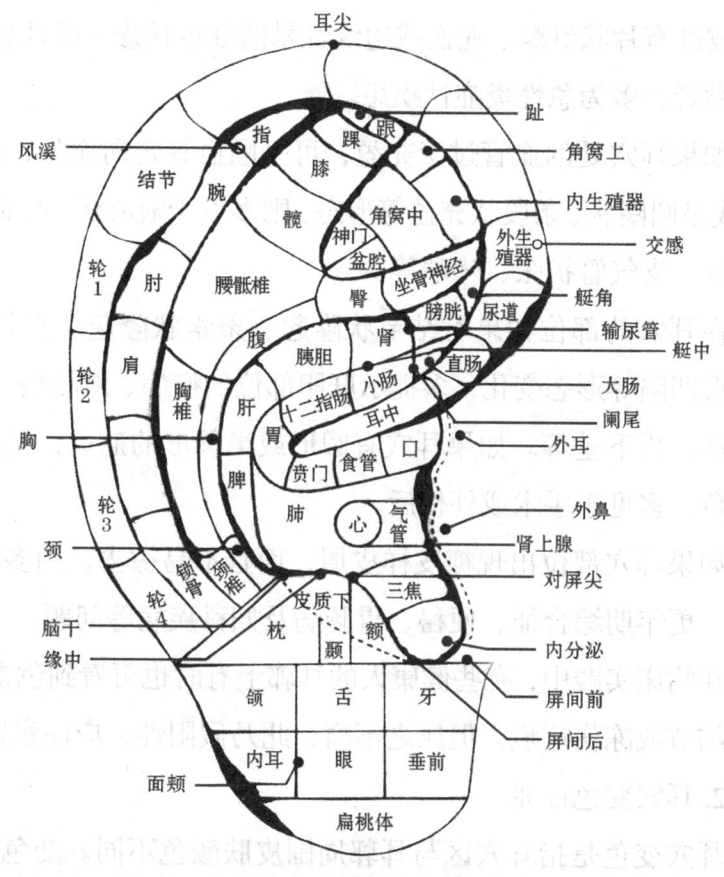

图 121 耳与脏腑对应关系

1. 耳郭阳性表现

耳郭阳性表现是指耳郭或者耳朵内部的皮肤隆起、结节等阳性反应物的大小、形态、色泽、硬度、移动性、边缘是否整齐及有无压痛等。如果在耳穴的部位呈现点状或片状色泽暗红、暗灰、苍白或者中央苍白、边缘红晕，则多见于消化系统疾病，如胃炎、胃及十二指肠溃疡、肝炎、肠炎等。

如果耳部有似鸡皮疙瘩样丘疹，颜色红或者白，则多见于妇科疾病、呼吸系统疾病、肾炎、心肌炎等。如果有皮肤白色，而且片状凹陷或者隆起、无光泽、无脂溢者，则提示慢性器质性疾病。如果皮肤有片状红晕、充血或边缘红晕的红色丘疹，而且有光泽、有脂溢者，多为急性炎症性疾患。

如果耳穴处的血管过于充盈，可呈顺血管走向充盈、局部充盈，或呈圆圈状、条段状充盈等形态，则多见于冠心病、心肌梗死、高血压、支气管扩张、哮喘等。

在耳穴的部位如果有结节状隆起、条索状隆起、点状凹陷、圆圈形凹陷等形态变化，多提示肝胆部位的疾病、结核病、肿瘤、心脏病、胃下垂等。如果耳穴有圆形或半圆形的疤痕，呈白色或暗灰色，多见于手术或外伤后。

如果耳穴部位出现糠皮样皮屑，而且不易擦去，则多提示皮肤病、更年期综合征、便秘、胃肠病及妇科疾病等问题。

在临床实践中，有些健康人的耳郭上有时也可看到色素沉着、白色结节或冻伤疤痕，但压之不痛，此乃假阳性，应注意鉴别。

2. 耳穴变色征兆

耳穴变色是指耳穴区与耳郭周围皮肤颜色不同。变色既可以是局部变色，也可以是多个区域变色，甚至整个耳朵变色。根据变色的深与浅、程度是新鲜的还是陈旧的，可以区分耳穴所反映疾病的发生时间与病程进展，如急性、慢性和亚急性。

耳郭色白。受到风寒的侵袭，或寒邪直接侵袭脏腑所致，也可见于严重的贫血患者。

耳郭青黑色。常见于腹部疼痛剧烈者。

耳垂青色。多提示性行为过度、身体疲劳。

耳轮焦色黑干枯、无光泽。肾精极度亏耗的征象。

耳郭红肿。为少阳、肝火上炎之象，或为肝胆湿热、火毒上蒸，也可以是中耳炎或疖肿、冻疮所致。

耳背血管怒张，颜色发红。伴有耳根发凉者，多为麻疹先兆。

耳垂经常呈现潮红。提示体质虚弱。由于受寒而耳垂变为紫红色，甚至肿胀、溃疡等，还容易发生痂皮，这是由于甜腻的食物摄入过多的表现，提示易患糖尿病。

耳垂肉厚宽大，颜色发红。提示容易患脑出血等脑血管疾病。

耳垂肉薄，血管清晰。提示易患呼吸系统疾病和突眼性甲状腺肿等疾病；耳垂肉薄呈咖啡色，见于肾脏病、糖尿病等疾患。

3. 耳穴阳性提示

（1）呼吸系统疾病

在气管或支气管穴区看到点状或丘疹样红晕，或该区呈点状白色，边缘红晕，有光泽，则多提示急性支气管炎；在气管或支气管穴处见到点状、片状的丘疹，或者中央白色、边缘红晕、有光泽的丘疹，多提示慢性支气管炎。

在肺、支气管或气管穴区看到红色或白色点状丘疹，而且周围皮肤无光泽，多提示支气管哮喘。

在双耳肺穴区域见到大小不等的点状或索型、灰白色钙化点，皮肤光亮，多提示肺结核。若呈点状丘疹而且充血、有光泽或轻擦出血者，多为活动期肺结核；若呈点片状凹陷、颜色暗红、有光泽，则可能有肺空洞。

在双耳的肺区呈点状、片状或丘疹样红晕，有时呈白色的点状丘疹，边缘红晕，有光泽，多提示急性肺炎。

（2）循环系统疾病

在心区可见点状凹陷，或点状白色丘疹、边缘红晕，多提示先天性心脏病。

心区皮肤可见点片状白色而且边缘不清，多提示风湿性心脏病。如果心区有散在性点状丘疹，色红有光泽，边缘红晕，多提示心肌炎。

心区可见充血性片状红润，或微血管扩张，多提示心肌梗死的发作。若在耳垂部出现斜行皱纹，被称为"耳垂皱"或"耳折痕"，同时在心区出现条索状或隆起等形态变化，红色或暗红等，多提示冠心病。

在肾上腺、脑点、脑干、皮质下等穴位观察到点状或片状红晕等，多提示高血压病。

（3）消化系统疾病

在食管区呈点片状红晕，边缘不清，有光泽，多提示食管炎。

在胃区看到呈点状或片状红晕，有光泽，多提示急性胃炎。若呈片状白色丘疹，偶有皮肤增厚的现象，提示慢性胃炎。

在胰区、胆区见点状白色丘疹、边缘红晕，多提示慢性胆囊炎。若在胆区有结节，呈颗粒状，或呈点状白色斑点，边缘清楚有红晕，多提示胆结石。

在胃、十二指肠穴区皮肤可见点、片状白色或线状暗红，边缘红晕，偶有丘疹，多提示胃及十二指肠溃疡。

患者在胃区（近对耳轮处）见呈片状增厚的白色组织，边缘不清，则多提示胃下垂。

在大肠区、小肠区皮肤见片状或丘疹样充血，并有脂溢性皮屑，则多提示慢性肠炎。在胰区、胆区可见皮肤红肿及大小不等的出血点，提示胰腺炎。

在胃穴区呈结节状隆起、尖硬、粗糙、边缘不清，压痛显著，提示胃癌的可能性较大。

（4）泌尿系统及妇科疾病

肾穴区呈点或片状红晕，有光泽，则提示急性肾炎。肾穴区呈片状白色或圆形皱褶，少数为丘疹样白色，则提示慢性肾炎。

肾穴区皮肤呈片状白色，边缘红晕或白色丘疹，多提示肾盂肾炎。

肾穴区皮肤呈点片状白色，边缘红晕，或呈沙样白点，多提示肾结石。

膀胱穴区呈点片状白色丘疹或皱褶，表面不光滑，多提示急性膀胱炎。

子宫穴区见点片状或丘疹样红晕，有脂溢性脱屑，提示盆腔炎、附件炎。子宫穴区见点片状白色或红晕，有的呈点状丘疹，边缘有红晕、有光泽，则多提示痛经。

（四）鼻子

鼻为肺之窍，是呼吸通道，是人体与外界直接接触的门户。中医学认为，五脏之气均达于鼻，且人体有许多穴位分布于鼻部。当鼻部血运丰富，皮色红润，呈高而直的隆起状，即显示健康。

《灵枢·五色篇》曰："五色决于明堂,明堂者鼻也。"说明鼻子在望面诊断中占有重要地位。手阳明大肠经循于鼻,上挟鼻孔,手太阳小肠经支脉上出抵鼻。根据中医原理,鼻部位于面部上中,集五脏之精气,其根部主心肺,周围候六腑,下部应生殖。因此,明堂及四周色泽、形态的微小改变,可以反映五脏六腑的变化。

1. 鼻子与脏腑对应关系

鼻是脏腑组织的缩影,各脏腑组织在鼻部都有一定的相应部位(见图122)。《石室秘录》认为,两目之间为明堂,属心部;明堂下面,鼻的中端为肝部;肝部两侧为胆部;鼻尖上方为脾部;鼻翼为胃部;鼻尖为肾部;肾部上方为大肠部;肝胆方下,鼻的两侧为小肠部;肺部上方为咽喉;咽喉上方为头面;心位两旁,为膻中,人中为膀胱;三焦无部位,分别附属于肺、肝、膀胱的部位。

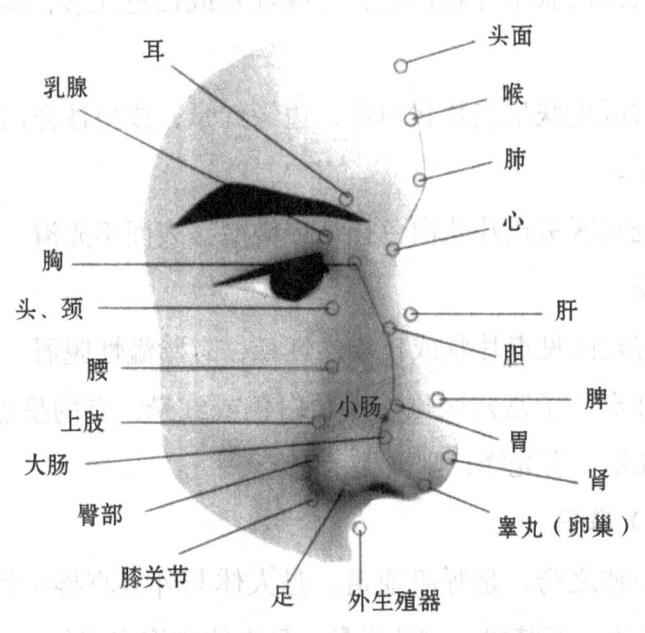

图122 鼻与脏腑对应关系

2. 鼻色

鼻部颜色与面部颜色相似，且有光泽，有时略有深浅变化，无丘疹及隆起部分，表明身体健康。如体内有疾病，鼻子颜色会随着疾病种类的不同而出现不同的颜色。

红色。鼻头部皮肤发红，有许多血管网，俗称红鼻子。中医认为，鼻部色赤多提示肺脾实热；色微红则提示脾经虚热。现代医学认为这与细菌及毛囊虫的感染，长期饮酒、喜食辛辣、高温及寒凉的刺激、情绪激动及精神紧张、胃肠道功能失调等多种综合因素的作用有关。此外，鼻头发红也与心血管疾病有关，如高血压病等；鼻子鲜红色，可见于红细胞增多症；鼻子红、鼻腔干燥者，则易患鼻出血；鼻翼、鼻尖部发红，有时伴有小丘疹或小脓疮者，多见于寻常性痤疮；鼻腔红肿，均为热毒所致；鼻孔内缘发红、鼻中隔溃疡，多见于梅毒。

黑色。鼻部皮色黑或灰暗，而且焦枯，多见于衰竭病人，为虚劳的征象。若鼻梁皮肤出现片状黑褐色斑点，很可能是日晒或黑热病或肝功能障碍所引起的色素沉着所致；如果两侧鼻翼变得粗糙，缺少光泽，并且出现泛红的现象，可能是胃肠功能弱化或者肝脏机能减弱所致；若男性鼻翼呈黑色，提示易出现腹部疼痛，若女性鼻翼呈黑色，常提示膀胱、子宫的病痛。

白色。若鼻子色白，多为贫血症的征兆；鼻子苍白，常见于贫血；鼻头色白，也主亡血，对于小儿则主脾虚泄泻、乳食不化。

棕色、蓝色或黑色。常见于脾脏和胰腺疾病。

黄色。鼻头色黄，多提示体内有湿热，或者是胸中有寒，小便不畅；鼻头黄而无光泽，多提示气虚；鼻头黄黑而亮，提示有瘀血。

青色。鼻头色青是疼痛的征象，往往是腹部剧痛的征象；鼻尖青黄色，多见于尿路感染患者；小儿鼻部青黑，提示病情较重，或为寒性剧痛。

3.鼻形

正常人一般鼻子大小适中，鼻梁挺直，鼻翼饱满。但是如果鼻子的外形有所变化，则提示身体不适。

鼻子小、鼻头尖而且鼻翼又薄的人，则多提示此人的呼吸系统和生殖系统容易出现问题。

鼻子大、鼻梁高而且鼻翼硬的人，则提示此人可能有动脉硬化，或有胆固醇太高、心脏脂肪积累太多等问题。

鼻孔大的人，多提示呼吸系统容易出问题，是支气管过细的表现。

鼻梁两边如果出现肿块，则多提示此人的胰腺和肾脏容易出现问题。

鼻尖红而且肿的人，多是因为体内有热造成的。多见于鼻疮、鼻疖、鼻痔、鼻疽等病的初始阶段；如果鼻头长期红肿，则提示心脏可能比常人大。

鼻梁比一般人矮，而且垮塌像鞍马一样，表面皮肤有湿糜或者溃烂者，则多为梅毒征象。

鼻根部如果有红肿或者出现血管明显怒张，多为肠内有瘀血的征象。

鼻子如果歪斜，则提示此人的脚有一定问题。鼻尖歪向哪一侧，则提示哪一侧的脚有疼痛。另外，鼻梁歪斜还可见于面神经麻痹。

鼻梁高的人，多提示脚踝有病，内踝可能有压痛感。

鼻梁高、鼻翼肉薄的人，提示容易患肺结核。

4.鼻分泌物

鼻流清涕。鼻涕清稀，鼻塞，似水易出，兼有头痛、头昏等症状，并伴有鼻腔黏膜充血微红，有水肿者，多见于风寒感冒、上呼吸道感染、急性鼻炎早期、过敏性鼻炎发作等。

鼻流黄涕。鼻涕呈黄色脓性，黏稠，有臭味，伴有鼻腔黏膜增厚，有水肿或溃烂区域，多为风热感冒、副鼻窦炎、慢性鼻炎所致，或上呼吸道感染的恢复期。若流黄绿色鼻涕，则多为萎缩性鼻炎。

鼻流白色黏液涕。常见于慢性鼻炎或燥邪伤肺，主要表现为鼻塞和鼻涕增多，难以清理。

鼻流腥臭涕。鼻涕少、干、黏稠，有奇特的腥臭味，并伴有鼻腔黏膜萎缩，鼻甲缩小。由于嗅觉减低，自己并不感到鼻腔发出的奇臭味，多见于慢性萎缩性鼻炎，即鼻渊证。

鼻流血性涕。无原因的鼻涕带血或鼻腔出血，有时量很少，与鼻涕相混，有的是血丝，有的是小血块。不论量多少，但这是鼻腔癌最常见的早期信号，尤其是青壮年人，一旦有鼻出血应当立即去耳鼻喉科检查，以免误诊。

鼻翼扇动。为呼吸困难，多见于小儿肺炎。

鼻出血。常见于高血压、慢性肾炎、代偿性月经，以及一些出血性疾病，如血小板减少、坏血病等。

（五）人中

正常人的人中，色泽红润，形态宽直，两侧沟缘清晰可见，沟道深浅适中，上端稍窄，下端稍宽，其长短与中指第一、二横纹间距相近。

人中是经络交错、经气灌注的重要部位，与各条经脉的关系非常密切。冲、任、督三脉直接汇聚于人中，冲脉皆起源于机体会阴的小腹内，循行向上时，任、督二脉直接交汇于人中部位，且冲脉亦有一条络脉环绕于唇而与人中相联系。而任脉为阴经之海，总领诸阴；督脉为阳经之海，统领诸阳，其气与肾相通。就人中与脏腑的关系而言，手阳明大肠经"交人中"；足阳明胃经"挟口还唇"；足厥阴肝经"还唇内"……因此，人中乃机体经气汇聚之要地，不仅脏腑经络的疾病可以反映于人中，而且可以反映阳气的存亡和肾气的盛衰。

人中是反映肾、命门、阳气盛衰状况的重要部位之一，所以诊察人中的色泽、形态（见图123）、干湿等，对泌尿、生殖系统病症的诊断尤其具有价值。

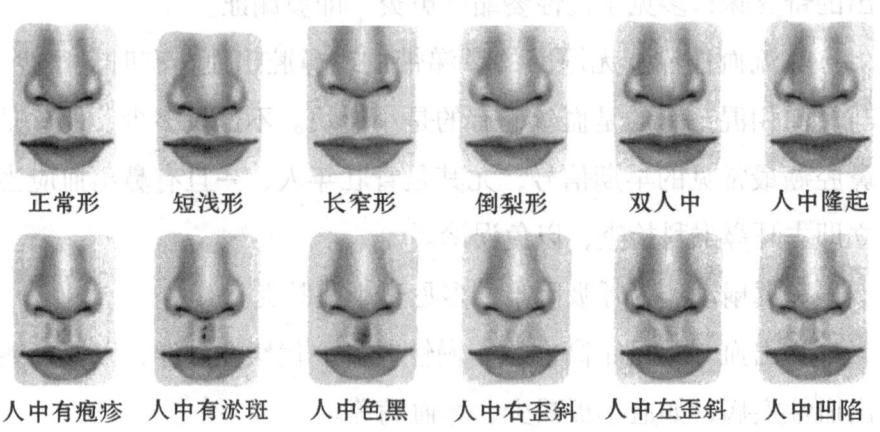

图123 人中不同的形态

1. 人中形态

人中短浅。人中特别短，且沟道扁平，其沟缘处明显或隐约可见。人中色淡者，一般提示女子的子宫小（常为幼稚型子宫），子宫颈短，发育差，多无内膜生长；男子的睾丸先天发育不良，或阴茎短小。此型人性欲较低，多有不育症。女性可有月经初潮迟，经量少；男子可有阳痿、遗精、精子成活率低等状况。

人中狭长。人中沟道狭窄细小，沟缘显著；或人中中段尤细，上下稍宽，这类人中属于狭长形人中。有这类人中者，提示女性宫体狭长，宫颈细窄，容易出现痛经；男性可见包皮过紧或过长。人中长度大于中指第一、二指横纹间距者，常见子宫下垂；沟深者常为子宫后位，浅者多为前倾，宽阔者提示有子宫肌瘤。

人中双沟。又称双人中，沟道中间有凸起纵线、条索或结节，位置不定。提示可能为双子宫、双阴道横隔。

人中平坦。人中沟道浅而平坦，沟缘不显者，称平坦型人中。浅而窄的人中提示后天性子宫萎缩、质硬、活动较差，常表现经期紊乱，经量逐渐减少而致闭经；浅而宽的人中提示先天性子宫发育不良，或生殖机能低下，或子宫萎缩（多见老年妇女）。

人中隆起。人中沟道中有位置及形态不定的增生物，甚至引起沟形改变。提示病变情况较复杂，一般为子宫颈糜烂、卵巢病变，多有一侧腹痛或压痛或腰酸以及月经不调等症。

上宽下窄。人中上端宽，下端窄，呈倒梨样者，亦称倒梨型人中。多提示子宫前位或前屈，常有经行胀痛的状态。

人中起疹。人中沟道内可见散布的疱疹或红点，提示女性有子宫颈糜、附件炎、子宫癌；男性则可见前列腺炎、精索炎等。

人中瘀斑。人中沟道内可见晦暗的瘀斑，提示有子宫内膜结核、附睾结核、精索静脉曲张等。

人中偏斜。人中沟道或一侧沟缘向左或右偏斜，提示子宫体偏右或偏左。

人中凹陷。人中沟道边缘可见凹陷圆窝，略呈鞍形，提示骨盆异常或挟窄，易发生难产。

人中上窄下宽。人中上端甚窄，下端宽，早八字形，提示子宫后倾，常表现经行腰酸，严重者可影响受孕，多见于矮胖之人。

混合型人中。为多种异型人中复合出现，提示其表现与上述各型相同，同时可见多种人中形态所示疾病。

2. 人中色泽

人中沟道红活，说明肾气盛，命门火旺，阳气充足，并提示生殖器官发育良好。人中窄短、色泽枯滞、沟道发暗者，说明肾气亏乏，命火偏衰，阳气不足，预示男女生殖系统有病变。

人中萎黄，皮松肉薄，多为脾肾虚弱，阴血不充；人中显现土黄色，为脾胃虚寒之相。

人中微赤者，多为发痈之证候；若人中下段靠近唇处呈潮红色，多属血热崩漏或膀胱湿热之血淋；若见人中处隐现紫红色者，则多属淤热型痛经的征象。

人中色白者，多为不治之危重病候。若见人中色淡白，多属虚寒泄泻；若见人中淡白而干枯者，多为血枯经闭；若见人中上段靠近鼻子处呈现白光、白色，多为气虚崩漏。

人中色微青，多提示有寒证；若见人中隐现青色，则多见寒性痛经的女性。

人中色黑，提示患有肾上腺皮质功能减退或脑垂体功能不足的阿狄森氏病、西蒙氏病、席汉氏病等肾虚疾患；男子人中处色黑者，多见腹痛牵及睾丸痛。

（六）嘴唇

健康的唇是一种美丽，甚至是性感的表现。正常人的嘴唇红润、光泽。通过对嘴唇颜色及形态的观察，可以诊察出身体的健康状况。

1. 唇色

白色。嘴唇呈白色，多是气衰血少所致，一旦血液循环变弱，便会导致四肢冰冷发紫，若再加上营养不良、起居无常，则非常容易发生贫血。总体来看多有贫血的可能。具体而言，如果是下唇苍白，会伴有上吐下泻、胃部发冷，胃阵痛等症状，那可能是胃虚寒所致；如果是上唇苍白泛青，则多有大肠虚寒、泄泻、张气、腹绞痛、不寒而栗、冷热交加等症状间或出现，此证多因气血虚寒，不能充盈于唇所致；如果唇色淡白，多见于失血过多或妇女崩漏，多伴有精神萎靡不振的症状。

红色。唇色红润，湿燥适度，为肠胃健康之相。但如果出现以下颜色，则多属不正常。

唇色淡红，多属营养不良造成的气血两虚；如果唇色深红，常见于发热。

唇色出现干红，多因血热所致。即唇皮干红不润，唇深红无泽，唇内赤白，肉际处隐现紫赤，此为液燥血热的表现。同时伴见热气上冲、眩晕、烦躁，或兼失血征象。

唇色红如血染，两唇闭口合缝处隐约可见烟熏之色，同时伴有喉疼齿痛、心烦、便秘、小便短赤等，为热邪入营，三焦之热闭郁不得疏泄所致，是三焦热炽之象。如唇外侧红如血染，内侧反而淡白无华，且环唇白肉多现青黄之色，此为脾寒胃冷之故，同时伴见清唾满口、腹满胃胀、四肢疲乏、便溏等症状。

若下唇深红，但不明匀，晦暗无华，唇上神气不充，晦而不润，多属脾虚运化不强，同时伴见食少神倦、四肢困乏等症状。

若唇色如胭脂之红，其色鲜艳甚于常人。凡见此唇色，验其大便，必有蛔虫卵。此色多因脏腑久受湿热，蕴郁不解，为蛔虫所致。如兼紫色，略欠鲜明者，乃寒热交杂之蛔虫症。平日稍加留意，就能很容易提前预测到病灶所在。

若下唇呈现绛红色，为胃热所致，并见胃痛、肢体重滞、噎呃、腹胀等症。

若唇内呈红赤或紫绛色，则多为肝火旺所致，并见脾气急躁、胁下胀痛、饮食不下。若唇色火红如赤，并见发烧症状，则多提示体内心火旺，呼吸道有炎症。

若上唇颜色焦枯，即发焦或暗红，提示大肠有病变，同时伴有肩膀不松爽、口臭、口疹、喉咙不畅、耳鼻不通等症状。

青色。如果唇色发青，则可能是因为血液循环不通畅形成的血管栓塞、中风等。

若唇青紫，中医称为"紫绀"，这是机体缺氧或药物中毒的征象，常伴有面色暗红或淡青、胸闷不舒或时有刺痛、心慌气短、舌有瘀斑和瘀点等症状。

黑色。唇色暗黑，多提示消化系统有病变，可能出现的病症有食欲不振、便秘、腹泻、下腹胀痛、头痛、失眠等；如果黑色中有斑块，则可能是慢性肾上腺皮质功能的减退。

若唇色紫黑如猪肝，多是瘀血攻心之象。一般情况下，产妇血晕以及剧烈的心绞痛多呈现此唇色。

若唇色乌黑而且皮厚，乃瘀热壅于上焦，肺气失其清肃之功能，心阳失其宣化所致。此证多见于老人，同时伴有心悸气喘、下肢肿胀、行动困难等症状。肺主一身之气，肺气壅滞阻塞，人体的气机均会阻滞，所以首先应当疏通肺气，肺气得以疏通，人体气机则畅通无阻。

若唇色微黑兼紫红，多是内实之邪淤积于脏腑所致。若唇色微黑兼紫红，且色鲜明，则多同时伴见心烦口干、思饮、腹坚、失眠等症状。

若唇色略显灰黑，唇质微胖，此种唇象多属于痰饮为患；若唇色略显灰黑，唇皮略现光亮，同时出现眩晕、大便秘结、小便黄赤，有时略感恶心，此为中阳不足、痰饮内停之象。

若唇色暗黑而浊者，则提示消化系统功能失调，伴见便秘、腹泻、头痛、失眠、食欲不振等症状。

黄色。若唇色发黄，此乃饮食内伤，兼湿热郁于肝脾之故，此病主因脾虚，中运不强，易伤于饮食，土弱木壅，湿热亦因之而生，此唇色多同时伴见精神疲倦、四肢冰冷、头晕等现象。

若双唇变黄而燥，则提示脾脏分泌功能有碍，免疫系统的抵抗力及辅助造血功能降低，很容易受感染。

若唇内呈黄色，有肝炎迹象，若暗浊，则肝胆功能不佳。

蓝色。一般唇色发蓝的情况比较少见。不过偶尔因骤然感染时邪、病毒时，外唇会呈现浅蓝色，唇皮燥裂，此乃火毒炽甚之象，多提示发生病危，或肝胆等急性疾病。若唇上偶现浅蓝，卒中也可见。如唇肌枯萎无华，唇色发蓝，是肝之中气将败，属难治之症。

上唇属胃，上唇白肉和人中属肾，上唇左右两角属胃和大肠；下唇属脾，下唇白肉凹处属脾和肝胆；下唇两角，属膀胱和小肠。

上唇深红，下唇淡白。上唇深红为胃中伏热不解所致，下唇淡白系脾寒，血不充于下唇之象。

若上唇红而鲜明，下唇淡白微青，同时伴有能食易泻、面赤、四肢倦怠等症状，此为胃热脾寒之象。

若下唇深红，上唇淡白，乃胃冷脾热之象，同时伴见欲呕、不思食、头昏闷、胸痞等症。

2.唇形

唇颤。一般老人久病多有唇肌颤动现象。多是因脾肾亏虚，有内风暗动之兆。老人一般中气虚，若误服滋腻之药，易致阳气大伤，内风亦循脾经鼓动而致唇颤；青壮年唇颤，则多属邪火风痰犯络所致。老年人如果因为脾肾阳衰而唇颤动，那么这种人的唇色必淡，而且没有光泽；青壮年如果因为痰火而唇颤动；唇质多干涩，而且唇色呈紫红色。

唇裂。唇皲裂，是指口唇出现裂隙或裂沟，裂缝处感到疼痛，唇出血，唇内侧出现黄色，唇质干燥。是维生素 B_2 缺乏或脾胃热盛及阴虚火旺的征象。但也有心脾虚而致唇裂者。这种疾病如果治疗不及时或者不得当，多迁延不愈。唇裂虽属热病为多，但是多服苦寒药物则多没有什么效果，且久服寒凉物，易转致寒中，会使唇裂更为严重。又有寒邪郁于上焦，血郁化燥致使唇裂出血，且唇皮光亮、质粗厚，伴见咳逆、痰多、声嘶。

有阴虚唇裂口者，白日不疼，入夜裂口处有烧灼痛，此乃阴虚血中伏火之故。还有在白天唇裂干痛，而入夜则安静者，此乃脾阳不足、风冷之气所致。上唇干枯为大肠病变，常伴有口臭、口疹、耳鼻不通等症状。

唇疮。上唇生疮，唇质皱厚色紫，多属心肺火郁之症。下唇生疮，唇质粗糙色乌，多系脾经蕴热所致。唇的四角生疮，多是因为吃了过多的肉或者蛋白质含量高的食物，从而引起火邪蕴积肠胃。一般唇疮多是火热之症，但是如果用清火败毒的方法进行治疗，往往效果不佳，因为疮中多包含有黄水，唇生疮多兼夹有湿邪因素，如果单纯清火而不除湿，多为无效治疗。如果苦寒过甚，转伤胃气，而湿与火反而会两不得解。

唇屑。唇上生长皮屑，如鱼甲翻起，唇皮有绷痒不适的感觉，撕揭则疼痛出血，即使老屑脱落，新屑也会复生，常绵绵难愈，此因风燥之邪干扰上焦，导致血不濡燥、液不养血之故。

治疗唇屑如用滋阴润燥之剂，往往无效；应知病的主因是"风"，因"风"以致燥，"风"是主邪，"燥"是客邪，所以首治风，风熄而燥平。

（七）舌头

健康人舌色淡红，柔软灵活，苔薄白而润。在疾病的发生和发展过程中，就会发生变化，而且舌的变化迅速、明显，舌就像内脏的一面镜子，能够反映疾病发生、发展及转归的各种情况。在医学中，舌诊已经成为一种独特的诊断手段，通过观察舌质、舌苔、舌体、舌下脉络的变化能判断人体的功能状态、病变部位和病变性质，以及疾病的轻重进退等。

1. 舌头与脏腑的对应关系

舌与脏腑有着密切的联系。舌为心之苗，手少阴心经之别系舌根；足太阴脾经连舌根，散舌下；足厥阴肝经络舌根；足少阴肾经挟舌根；手太阴肺经虽然不直接连于舌根，但肺系上达咽喉，与舌根相连。因此，脏腑的精气皆能上荣于舌，而脏腑的病变使精气发生变化也必然反映于舌。

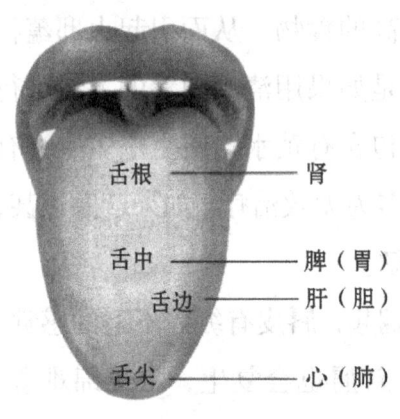

图124 舌与脏腑的对应关系

舌分舌尖、舌中、舌根、舌边四部分（见图124），中医舌诊中又把舌体划分为上、中、下三焦，其尖部为上焦，中部为中焦，根部为下焦。其脏腑分属，因心肺居上，故舌尖代表心和肺；脾胃居中，舌中则代表脾胃；肝胆之脉布胁肋，故舌之两边代表肝胆；肾居下焦，则舌根代表肾。通过舌的部位对应脏腑的理论，观察其部位的变化情况，就能测得五脏六腑、四肢九窍的病理变化，反映气血、津液的输布状况，观测疾病的性质及病位所在，对临床具有重要的参考价值。

2. 舌质

（1）舌色

健康人舌色白中透红，淡红润泽，柔软灵活，谓之淡红舌，为气血调和之象。而一旦患病时便会出现舌色改变，常能看到异常舌色。

淡白舌。舌色淡白，甚至全无血色，为淡白舌。淡白舌主气虚证、血虚证，气血两虚证，阳虚证、亡阳（阳气已脱）证和脱血夺气（气血大伤）证。淡白舌是气血虚的征兆，表明气血不能上荣于舌而致。临床上多见于慢性病和机体功能低下的人，如贫血、营养不良、慢性肾炎等。多伴有头晕乏力、心悸、气短等症状。

枯白舌是大失血或严重血虚时，舌体失养的舌象。

淡红舌。患外感病时，如果舌质呈淡红色，提示病邪尚未入里，脏腑气血尚未受损；内伤杂病见此种舌色，也说明脏腑、气血无明显损伤。就疾病而言，淡红舌一般提示病情较轻。

红舌。舌色比正常舌色稍红，呈鲜红色者，为红舌，是由热性病所致。若舌红干燥，舌面有芒刺、裂纹者，多见于高热持久的重症病人，如大叶性肺炎、病毒性肺炎、乙型脑炎等；若舌尖红，多见于失眠、劳累等病人；若舌边红，多见于高血压、甲状腺机能亢进症。如果舌色暗红则表明气血不足，可能有心脑血管疾病，或者是血脂高所致；如果舌色淡红，则可能是贫血或者慢性疾病所致。亡阴证也会出现红舌，因为亡阴，虚火迫使血液运行加速，致使舌体脉络充盈所致。

绛舌。舌色比红舌色更深，呈深红色或略带暗红色者，为绛舌，一般多由红舌演变而来。证见舌绛干燥，表面有芒刺、裂纹，还能看到斑疹，病人有神昏谵语、心烦不寐等症。绛舌多见于急性病和重症病人，如败血症、脑炎、腹腔脓肿等。若患温病，可致舌呈红绛色，这是由于热入营血，耗伤营阴，致血液浓缩，血液运行不畅所致。

血得热则运行加速，舌体脉络充盈。故无论外感病，邪热入里，或是内伤杂病，脏腑火热炽盛，均可致舌红或绛。如果阴虚火旺，虚火便会迫使血液运行加速，舌体脉络充盈，此种情况也可致舌质红或绛。

紫舌。紫为蓝、红合成的颜色。紫舌一般有绛紫舌和青紫舌之分。

绛紫舌。主温病热入营血。因热入营血，耗伤营阴，血液浓缩，运行不畅而壅滞；导致舌绛紫而干枯乏津。

青紫舌。即舌色青紫，或青紫有瘀斑。造成青紫舌的原因有以下几种：

一是阴寒内盛，不得宣通，导致血行不畅而瘀滞，一般舌呈淡紫色或淡青色而湿润。

二是肺气壅滞或肝失疏泄，或气虚无力行血，血行迟滞而致血瘀。

三是中毒，是由于热病伤阴，脱水过重，舌体上的血管血流郁滞而致。病人可有精神萎靡、面色苍白、手足凉冷等症状。

青紫舌多见于危重病人，预后不良。某些食物或药物中毒致血行不畅，也可导致舌质淡紫或青紫，一旦发现舌呈青紫色，要特别注意。

（2）舌形

舌形包括胖瘦、老嫩、胀瘪及一些特殊病态形状等。舌体以明润为荣，说明津液充足。舌体干瘪为枯，说明津液已伤。舌质纹理粗，形色苍老为老舌，多属实证、热证。纹理细腻，形色嫩为嫩舌，多为虚证、寒证。同时还要注意观察舌形。

细嫩舌。舌体形质虚胖娇嫩，纹理细腻，舌色浅淡者，为娇嫩舌。是由于阳气亏虚，无力运血上荣于舌而致舌色浅淡；因阳气亏虚，水湿不化，上泛于舌，又致舌质虚胖娇嫩。故娇嫩舌主虚证，尤其是阳虚证，也常见于慢性肾炎，以及慢性虚寒证病人。

粗老舌。舌体形质坚敛苍老，纹理粗糙或有皱缩，舌色偏暗，为粗老舌。因邪盛而正气未衰，正邪交争，邪气壅滞于舌所致。此舌形主实证，尤其主气滞血瘀，这是因为血液壅滞于舌，日久使舌体失养，从而导致舌质坚敛苍老、纹理粗糙或皱缩、舌色偏暗；若郁热久积会伤津，致使舌体失养，故也可致舌质坚敛苍老、舌色暗红，多见于急性热病。

瘦薄舌。舌体较正常舌瘦小而薄，为瘦薄舌。瘦薄舌是由于气血两虚或阴液亏虚，舌体失于充盈所致。现代医学研究认为，此种舌形主要是由于营养不良、舌肌和舌上皮萎缩所致，多见于慢性消耗性疾病，如糖尿病、肿瘤等。

胖大舌。舌体较正常舌大而厚，肿胀、胖大，伸舌可致满口，为胖大舌。主要为脾肾阳虚的征象，如慢性结肠炎、泻泄、胰腺炎等。

芒刺舌。是指舌面乳头充血水肿，体积增大，高突如刺，扪之棘手。因脏腑火热炽盛或营血热盛，热盛血涌，加速循环，致使舌体脉络和舌面乳头充盈，最终导致舌红绛而生芒刺，热愈盛则芒刺愈多。舌体不同部位的芒刺，提示不同脏腑存在热盛。如舌尖出现芒刺，提示心火亢盛；舌边生芒刺，提示肝胆火盛。芒刺舌常伴有红绛舌，见于高热肺炎、急性热症。

肿胀舌。舌体肿大满口，不能回缩，甚至不能闭口，为肿胀舌。肿胀舌形成的原因有很多，一是心脾热盛，热毒致舌鲜红而肿胀、疼痛；二是热邪夹酒毒上壅，酒毒可致舌绛紫而肿胀；三是某些食物或药物中毒，使舌体脉络壅滞，致舌青紫而肿胀；四是先天性舌血管瘤，局部血行不畅，导致舌青紫、肿胀。

裂纹舌。舌面上出现多少不等、深浅不一、各种形态的裂纹、裂沟，为裂纹舌（见图125）。裂纹舌的基本病理改变主要是由于阴血或津液亏虚，致使舌体失养所致。其形成原因有四方面，一是热盛伤津，致使舌体失于濡养，从而导致舌红绛而有裂纹；二是阴虚火旺，致使阴液不足，舌体失于滋润，从而导致舌红绛、干瘦而有裂纹；三是血虚，致使舌体失于濡养，从而导致舌淡白而有裂纹；四是脾虚湿盛，致使舌体被湿邪长期浸渍，也可导致裂纹舌的出现，其特点是舌淡、胖嫩而有裂纹。

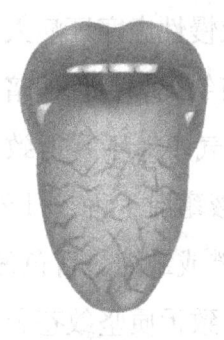

图 125 裂纹舌

（3）舌态

舌态是指舌的动态。舌体屈伸活动灵便自如，为正常舌态，是生命活动正常、气血充沛、经脉调畅的表现。病理性舌态主要有舌体痿软、强硬、颤动、歪斜、吐弄和短缩。

痿软舌。舌体软弱无力，不能随意屈伸，被称为痿软舌。主阴虚和气血虚衰。特别是在热病后期，阴虚火旺、邪热伤阴、肝肾阴液大伤或内伤久病，均可导致阴液不足，致使舌体筋脉因失养而弛纵，从而使舌体红绛、少苔而痿软。另外，久病气血亏虚，也可导致舌体筋脉失养而弛纵，但舌体会呈淡白而痿软。此舌态常由重症肌无力症、神经系统疾病等所致。

强硬舌。强硬舌的特点是舌体板硬强直，转动不灵，屈伸不利。主热入心包，高热伤津和风痰内阻。舌为心之苗，热入心包，调节失衡，舌头无法被控制而失去灵动，因而凡高热神昏者，其舌体常呈红绛而强硬状。同时高热还会损伤机体的津液，致使舌体筋脉失养而导致舌体转动不灵，因而高热神清者，其舌体常呈红干而强硬状。

如果中老年人舌体逐渐或突然转动不灵，板硬强直，言语结涩，常为舌体脉络受风痰阻络所致。多见于中风先兆、中风和中风后遗症。因此，若患者有肝阳上亢病史，无论是突然出现，还是逐渐出现舌体转动不灵，板硬强直，均为中风先兆，应当引起高度重视，及时治疗，以免发生中风。

颤动舌。伸舌时，舌体颤动不止，且不能自主，被称为颤动舌。主气血两虚、动风、阳虚，也可见于酒精中毒患者。

因为气血两虚和阳虚，易使舌体失于温养和濡润，从而导致舌质淡白，并且伸舌时舌体会微微震颤不止。

由于风的性质是轻扬而且活动性强，风动则容易引起收缩痉挛等现象，故无论热极生风，阴虚动风，血虚生风，肝阳化风，均可出现舌体颤动。高热，舌红绛而颤动为热邪过盛而生风之兆；阴虚动风，多见于热病后期，低热颧赤，盗汗，舌红绛少苔而颤动；肝阳化风，眩晕，总是感觉要摔倒，头摇动，脖子僵硬，舌红而颤动；血虚生风，眩晕，面色苍白，肢体麻木震颤，舌淡白而颤动。喜欢喝酒的人，易导致酒毒伤肝，肝主筋，筋脉失养则容易痉挛，故可致舌颤。另外，伸舌时，由于心情紧张，亦可致舌体微微颤动，这并不是病态。舌颤动也可见于甲状腺机能亢进症、重症神经衰弱等。

歪斜舌。伸舌时，如果舌体偏向一侧歪斜，被称为歪斜舌。歪斜舌主风痰阻络和痰瘀阻络。由于肝阳化风，肝风夹痰阻滞了舌体的一侧脉络，故伸舌时舌体偏歪于一侧。若痰浊和瘀血相互作用，阻滞舌体一侧的脉络，也可导致伸舌时舌体偏歪于一侧。故歪斜舌多见于中风先兆和中风后遗症。

吐弄舌。如果舌体伸出口外后，不能立即回缩，称为吐舌；如果伸舌微露出口，立即回缩、反复不停，或舌舐口唇，而且不停地舔嘴唇，称为弄舌。吐舌、弄舌的主要病因是心脾热盛。吐舌多见于疫毒攻心或正气已绝。弄舌多见于动风先兆或小儿智能发育不全、甲状腺机能低下等。

短缩舌。舌体卷缩、紧缩而不能伸长，称为短缩舌。短缩舌主气血两虚，寒凝筋脉，热盛伤津，风痰内阻和肝肾之阴欲竭。短缩舌多为病情危重的征象。受机体气血两虚影响，易使舌体筋脉失于濡养而出现痉挛，从而导致舌淡白而短缩；受寒性收引影响，易使舌体筋脉收缩痉挛，从而导致舌呈淡白色或青紫色，且湿润而短缩。以上两种原因所致的短缩舌，常见于心肌梗死的急性发作、肝病昏迷、脑病昏迷等症。如果机体内出现热盛伤津的情形，同样也会导致舌体筋脉失于濡养而绌急，从而导致舌体短缩而呈红绛色。如果机体内的风痰阻滞到舌体的脉络，则会导致脉络不利而使舌体短缩，并使舌体呈淡胖苔腻状。

3. 舌苔

《辨舌指南》云："辨舌质，可决五脏之虚实。视舌苔，可察六淫之浅深。"《医门棒喝》曰："观舌质可验其正之阴阳虚实，审苔垢即知邪之寒热浅深。"不难看出，察舌质，主要是观察脏腑的虚实、气血的盛衰及其运行情况，而验舌苔主要是辨别病邪的深浅及其性质。

古代医家认为，舌苔系胃气上蒸舌面而成，故舌苔亦可反映胃气的情况。健康人的舌苔一般是薄厚均匀，干湿适中。在有疾病时，则出现苔色和苔质的改变，能反映出疾病的轻重和病变的位置。

（1）苔色

观察舌苔的颜色，一般舌苔有白、黄、灰、黑四种颜色的变化。

白苔。主表证、寒证。苔白薄者，多为表证；苔白厚者，多为寒证；苔白腻者，多为湿浊内停或食积；苔白如积粉，为暑湿秽浊之邪内蕴。

黄苔。主里证、热证。苔淡黄为热证；深黄为热重；焦黄为热极。苔黄腻为湿热或食积。若外感病苔由白转黄，为表邪入里化热之征。黄苔常与红舌、绛舌并见。

灰苔。浅黑色的舌苔，主里热证、寒湿证。苔灰而干燥，热甚伤津，为外感热病；苔灰而润，为痰饮内停，或为寒湿内阻。

黑苔。黑苔较灰苔色深，主里热极证，又主寒盛证。苔黑而燥裂，甚则生芒刺，多为热极津枯；苔黑而润滑，舌质淡白，为阴寒内盛。

（2）苔质

主要观察舌苔的厚薄、润燥、腐腻、剥脱等变化。

厚薄。舌苔的厚薄以能否透过舌苔隐隐见到舌质为薄苔，不能见到舌质为厚苔。厚苔表示病邪盛，病情较重。舌苔由薄变厚，表示病邪由表入里，病由轻转重。舌苔由厚变薄，表示邪气渐消，病由重转轻。

润燥。舌苔的润燥是机体津液盈亏和输布功能的反映。正常舌苔是润泽的，为津液上承之征。若舌苔面水过多，滑润而湿，为滑苔，多是水湿内停。舌苔由润转燥，则表示热势加重，津液耗伤，病情在发展；舌苔由燥转润，表示热邪渐退，津液渐复，病情好转。

腐腻。是指苔质颗粒粗大，疏松而厚，形如豆腐渣堆积舌面，刮之易去为腐苔。若苔质颗粒细腻质密，粘滑不易刮去，如涂油彩，为腻苔。腐苔属阳热有余，腻苔属阳气被遏。

剥脱。舌苔全部退去，不再复生以致舌面光洁如镜，为光剥苔，或为光滑苔，又叫镜面舌，表示胃阴枯竭，胃气将绝。若舌苔剥落不全，剥脱处光滑无苔，余处斑斑驳驳地残存舌苔，界限明显，为花剥苔；若不规则的大面积脱落，界限清楚，形似地图，又称地图舌，多为胃之气阴两伤。因此，望舌苔的剥落情况可测知胃气、胃阴的耗伤程度，一般少苔较轻，剥脱较重，无苔更重。

总之，观察舌苔的厚薄，可测知病邪的深浅；舌苔的润燥，可测知津液的盈亏；舌苔的腐腻，可测知湿浊情况；舌苔的剥脱，可测知病情的发展趋势。

（八）牙齿

牙齿，是反映人体各脏腑的信息表。根据中医学和现代医学解剖学，牙齿与脏腑的对应分属为：上切牙属心，下切牙属肾；上尖牙及前磨牙属胃，下尖牙及前磨牙属脾；上左磨牙属胆，下左磨牙属肝；上右磨牙属大肠，下右磨牙属肺。明确了齿诊的脏腑部位分属，对临床诊断有很好的指导意义。

1. 齿色

明眸皓齿、齿白似雪，这是古人赞美健康牙齿的诗句。可见，拥有好的牙齿，无论是古代人还是现代人都成不懈追求的目标。那么，怎样从牙齿颜色看健康呢？

白色。牙齿表面虽然白，但不折光，就像墙上的白灰一样，这是牙齿钙化不全的现象，叫白空质色，这类牙齿不坚硬，容易磨损，易患龋齿病。如果牙齿颜色呈死白色，多提示在母体妊娠期摄取钙质不足，或婴幼儿时期患严重的传染病及慢性病所造成的。

黑色。若牙齿颜色呈灰黑色，且口唇颜色也为黑色，则提示性功能不是很强，但欲望则经常有；若病重之人，牙齿显现为黑色，则说明内脏的气血将要耗竭，常为不治之症；如果牙齿为黑色，且面目也为黑色，伴见身体浮肿、腰痛如折、盗汗严重等症状，提示罹患很严重的消耗性疾病；如果牙齿焦黑干燥犹如枯骨，并伴随唇舌焦枯瘦瘪，无论在急性外感热病还是在杂病中，都说明肾精虚极，肾之本色外漏，津液濒于耗竭。另外，长期吸烟的人，会使牙齿表面沾上一层油黑色，如果这种黑色不掩盖健康主色的话，则说明是外在着色，而不是脏腑病变，则无需担心，注意调整生活习惯就行了。

黄色。若牙齿颜色呈黄色，多是由于婴幼儿期饮用含氟量高的水造成的。这种牙齿刚萌出就是黄色的，而且牙齿表面还可出现高低不平，或有呈斑块状脱落样改变；若牙齿颜色呈黄褐色或黑色，则多是由于长期吸烟、喝茶、饮用有色素的饮料造成的色素沉积，对已形成的牙垢、牙石应进行定期清除，最少一年做一次洁牙，以免刺激牙龈引起炎症及出血，或引起龋蚀；若牙齿色黄而略带润泽，这类人群虽然表面看起来很柔弱，但实质上身心都很强韧；若牙齿颜色呈灰黄色，多是由于广泛使用四环素、土霉素等药物引起的，若幼儿期服用此类药物时间过久，会使恒牙牙齿变成灰黄色，这种牙俗称四环素牙。在此提醒人们注意，在连续使用四环素类药物时一定要慎重，不可多服，且一次不要超过一周，以免毁坏牙齿，尤其是有肾病的儿童，对四环素类的药物排泄不好，更容易产生体内积蓄而造成灰黄色牙；若牙齿显现黄色，且面部呈现污垢之色，提示将要发生瘟疫；如果牙齿颜色忽然变黄，提示已出现肾虚；如果牙齿颜色如同黄豆般，提示肾气欲绝。

红色。如果牙齿呈现红色，提示罹患伤寒或者其他急性皮疹感染；经常接触一些有色金属，比如铜、铁、镍、锰等尘土或者金属盐的，可能会使牙齿根部出现与该金属颜色相近的线带；牙齿呈现棕色，可能患有代谢性疾病或黑尿病；患有核红细胞增多症的小儿，牙齿会呈现灰绿色；孕妇在怀孕期间罹患风疹、毒血症等病患时，牙齿会呈现棕灰色。

2. 齿形

牙齿排列紊乱者，提示脊柱可能存在弯曲。

牙齿排列不整齐者，如果为男性，提示易患阳痿。

牙齿缝变宽者，提示罹患重症糖尿病、肢端肥大、甲状腺功能亢进、牙槽萎缩等症。

上排前牙两牙齿间分离得较远，且牙齿下缘呈半月形凹陷者，为先天性梅毒所特有的征兆。

上门牙外龇，牙齿缝隙变大，口唇无法闭上的，称为"牙周型牙周病"，多由长期内分泌功能紊乱所致，若为女性，则多见于功能性子宫出血、闭经、痛经、月经失调等妇科疾病。

牙齿表面不光洁，提示牙釉质生长不全，佝偻病或者小儿长期发热。

牙齿过早变坏者，预示着其晚年身体欠佳。

拔除门牙，改镶假牙，会对体内激素产生影响，导致激素分泌减少，如果为女性，则会导致乳房变小。

一些不明原因导致牙齿缺失的，为脾胃虚弱的征兆，预示此人非常喜欢吃甜食。

3. 齿龈

齿龈出血是口腔疾病中比较常见的病证之一，引起牙龈出血的原因很多，而牙龈出血也可以预示或者显现身体的健康状况。

齿龈出血量很大，如同泉涌，且伴有红肿，血色鲜红，多为阳明实热、胃火上炎导致灼伤齿龈的缘故。

齿龈色淡不肿，但是也出血的，多为脾虚不能摄血的征兆，若出血量不多，呈点滴渗透状，血色淡红的，为气血亏虚或者肾阴亏耗的征兆。

齿龈之间结有血瓣，色紫如同干漆，多为阳明热盛，导致脉络被灼伤而引起出血的征兆，如果齿龈之间有凝固的血迹，颜色如同酱油的，这是阴血，为肾阴耗竭，虚火上炎，导致血分有热而灼伤脉络，从而导致出血的征兆。

齿龈出血，也有可能由一些外部原因导致的，比如牙齿天生排列不整齐，刷牙使用的牙刷过硬，导致牙龈损伤，内部原因可能是因缺乏维生素 C、维生素 K、凝血因子等所致，常见于白血病、再生障碍性贫血、血友病等凝血功能障碍者，或者罹患慢性肝炎、肺结核等消耗性或营养性代谢疾病等。

牙齿缝间自动流血而且疼痛的，称为"牙宣"，是胃火冲激的征兆。如果只流血不疼痛的，为肝火内犯之征兆。

小儿面部呈现黑色，牙龈间流血、手脚冰冷、口臭难挡、泄泻腹痛、啼哭不止的，为肾疳之征兆。

参考文献

1. 蔡洪光. 观手知健康——经络信息手册（第二版）[M]. 广州：广东科技出版社，2012.

2. 涧冰，陈其能. 不再谈癌色变——营养素防治癌症的革命性认识[M]. 长沙：湖南科技出版社，2011.

3. 赵建新. 人体健康自诊自查全知道[M]. 北京：科学技术文献出版社，2012.

4. 王晨霞. 王晨霞掌纹诊病治病[M]. 哈尔滨：北方文艺出版社，2008.

5. 曹兴泽. 手到病自除大全集[M]. 北京：华龄出版社，2012.

6. 李计忠. 周易相学释疑[M]. 北京：团结出版社，2014.

7. 刘剑锋. 手诊[M]. 北京：华龄出版社，1992.

8. 筑越宫野. 看健康写在脸上[M]. 北京：世界图书出版公司，2007.

9. 王晨霞，潘梅. 癌症看掌纹[M]. 北京：知识出版社，2002.

10.《国医绝学一日通系列丛书》编委会. 黄帝内经养生精华35招[M]. 北京：中国工商出版社，2012.

11. 曾国藩. 冰鉴全鉴[M]. 北京：中国纺织出版社，2014.

12. 曾国藩. 冰鉴[M]. 北京：中国画报出版社，2011.

13. 曾国藩. 冰鉴[M]. 北京：中央编译出版社，2007.

14. 曾国藩. 冰鉴[M]. 吉林：吉林大学出版社，2009.

15. 黄胜. 冰鉴中的领导智慧：曾国藩识人、用人、管人的方法[M]. 北京：中国华侨出版社，2010.

16. 吴樵子. 曾国藩九九方略全鉴——冰鉴[M]. 北京：京华出版社，2002.

17. 殷昂. 品读经典：周易[M]. 重庆：重庆出版社，2011.

18. 陈胜湘. 基因与疾病入门[M]. 长沙：中南大学出版社，2003.

19. 王建枝，殷莲华. 病理生理学[M]. 北京：人民卫生出版社，2015.

20. 王庭槐. 生理学[M]. 北京：人民卫生出版社，2015.

参考文献

1. 葛承雍. 《唐韵胡音与外来文明》[M]. 北京: 中华书局, 2006.
2. 向达. 《唐代长安与西域文明》[M]. 石家庄: 河北教育出版社, 2012.
3. 沈从文. 《中国古代服饰研究》[M]. 北京: 商务印书馆, 2011.
4. 华梅. 《人类服饰文化学》[M]. 天津: 天津人民出版社, 2012.
5. 诸葛铠. 《文明的轮回——中国服饰文化的历程》[M]. 北京: 中国纺织出版社, 2007.
6. 黄能馥. 《中国服饰史》[M]. 上海: 上海人民出版社, 2014.
7. 沈从文. 《中国古代服饰研究》[M]. 北京: 商务印书馆, 2011.
8. 孙机. 《中国古舆服论丛》[M]. 北京: 文物出版社, 2001.
9. 周汛, 高春明. 《中国历代服饰》[M]. 上海: 学林出版社, 1984.
10. 《中国历代服饰艺术》编委会. 《中国历代服饰艺术》[M]. 北京: 中国青年出版社, 2011.
11. 赵联赏. 《霓裳·锦衣》[M]. 北京: 中国社会出版社, 2014.
12. 华梅. 《服饰与中国文化》[M]. 北京: 人民出版社, 2001.
13. 黄能馥. 《服饰中华》[M]. 北京: 清华大学出版社, 2013.
14. 沈从文. 《中国服饰史》[M]. 西安: 陕西师范大学出版社, 2004.
15. 赵超. 《云想衣裳——中国服饰的考古文物研究》[M]. 成都: 四川人民出版社, 2004.
16. 王维坤. 《中国古代丝绸之路研究》[M]. 北京: 科学出版社, 2016.
17. 王炳华. 《丝绸之路考古研究》[M]. 乌鲁木齐: 新疆人民出版社, 2009.
18. 林梅村. 《丝绸之路考古十五讲》[M]. 北京: 北京大学出版社, 2006.
19. 齐东方. 《唐代金银器研究》[M]. 北京: 中国社会科学出版社, 1999.
20. 孙机. 《汉唐文物与中外文化交流》[M]. 上海: 上海古籍出版社, 2013.